U0141456

Goodbye
Mr. Insomnia

失眠研究室

找出根本原因，重拾睡眠本能

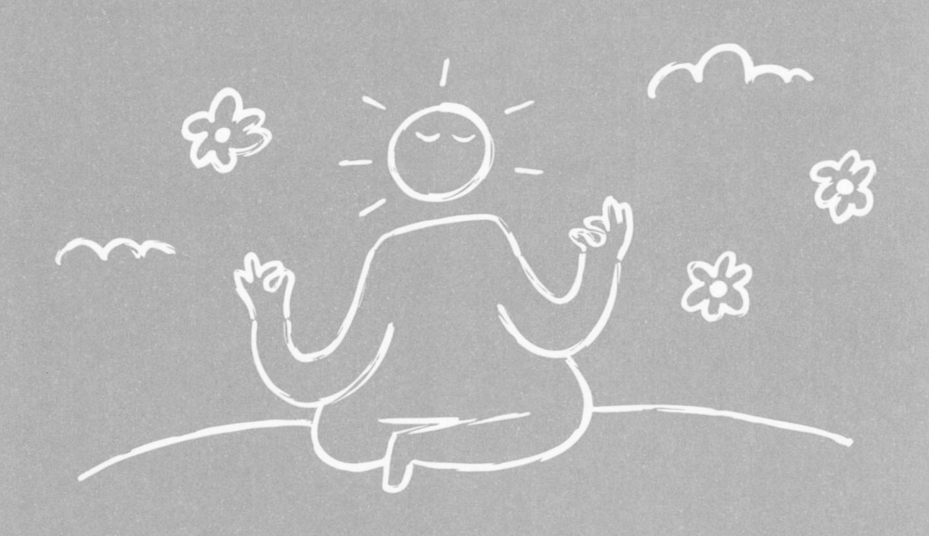

笛藤出版

睡眠，是人類與生俱來的本能。

撇開個體的生理因素，它更像一面鏡子，映照出自己與社會、與世界關係的倒影。如果一個人能從社會與世界中得到更多的正向回饋，那麼他的睡眠問題就會少很多。

於是，失眠治療就如同一把鑰匙，打開人的身心這間屋子，中西醫結合的療法能夠給屋子來個大掃除，讓人的身心達到整體的潔淨與平衡。

讓我們回歸生命的本能，不依靠外界因素找回自然睡眠。好睡眠，好身體。

讓睡眠
如口渴時飲水般簡單自然

熊利澤
同濟大學附屬上海市第四人民醫院院長長江學者
國家傑出青年基金獲得者

人們常說：「早睡早起身體好。」但是世界上的事情永遠不會那麼完美，對於很多人來說，早睡早起幾乎是奢望。人們常常因入睡困難，或是不能熟睡，或是夜裡經常醒來之後無法再入睡而造成困擾；還有一些人雖然能夠入睡，但是早上醒來以後卻感到全身乏力。這些都是失眠的表現以及失眠帶來的危害。

有些人的失眠可能是暫時性的，有的人則是長期經受著失眠的折磨。更有甚者，長期口服安眠藥及相關精神心理藥物，結果睡眠沒有改善，其他的身體問題卻越來越多，比如情緒不好，工作學習能力下降，甚至痛苦不堪，生不如死。眾所周知，睡眠是消除大腦疲勞的主要方式，如果長期睡眠不足或睡眠品質太差，大腦和身體的疲勞就難以恢復，會嚴重影響大腦的機能，導致很多慢性疾病的產生和加重，給生活、學習和工作帶來很多不好的影響。

在李啟芳教授的這本書中，李教授憑藉自己多年對睡眠的研究和從事睡眠障礙治療的所感所悟，為失眠患者提供了全方位、循序漸進的治療方案。本書從一開始就讓患者為治療失眠做好充分的準備：瞭解睡眠的真實面貌，糾正對睡眠的認知，仔細回想自己的生活習慣、工作狀態等，從而找出自己失眠的真正原因，確定針對自己失眠行之有效的治療方法，切實回歸自然睡眠。讓患者從改變自己的認知入手，進而協調心理、生理的平衡，逐漸進入到有效的治療程式中。最後全方位地從患者的生活習慣、工作狀態、心理狀況、用藥情況等方面提出不同的治療方法。

李啟芳教授是同濟大學附屬上海市第四人民醫院睡眠障礙中心主任，是業內公認的失眠治療專家，是麻醉與睡眠研究的先鋒。每年到上海第四人民醫院向他取經學習的醫生很多。這本書不僅是李啟芳教授多年研究成果的結晶，而且還包含了他治療睡眠障礙的思考與感悟。希望李啟芳教授在治療患者的過程中，不斷提高自己的兩大本領：一是看透人性的能力；二是認識規律的能力。

如果你遇到了睡眠障礙的問題，請閱讀這本書；如果你身邊的人遇到了睡眠障礙的問題，請推薦這本書。就像很多頑固性失眠患者在出院時的評價，這本書能夠「讓睡眠如口渴時飲水般簡單自然」。

一位喜歡談論人生的
麻醉睡眠科醫師

于布爲
上海交通大學醫學院附屬瑞金醫院終身教授

班傑明·富蘭克林寫下「在這個世界上，除了死亡和稅收，什麼都不確定」的時候，他應當加上「失眠」。人們在為生活中的種種壓力、越來越多的不確定性感到煩惱的時候，一定會出現失眠的情況。但是，我們大多數人能夠接受某一個晚上的失眠，因為我們明確地知道原因在哪，也知道這是短暫的現象。不幸的是，有很多人不得不長期忍受睡眠障礙的煎熬。

這本由李啟芳教授撰寫的專著，不僅能夠幫助那些偶爾出現失眠的人，還能幫助那些長期受到失眠折磨而痛苦的人。

失眠不僅會帶來不適感與挫敗感，嚴重的還會損壞身體健康。雖然我們現在還不能完全確定睡眠對於人類和其他生物的意義，但是至少我們知道良好的睡眠會讓我們保持清醒的頭腦。睡眠缺失不僅會讓人終日疲憊不堪，有時還會導致人們在做重大決策時出錯。因此，這本書非常重要，它關注了現代人所面臨的一個重要問題——如何解決失眠問題。

本書科學、實用、直接，透過患者分享等方法，便於讀者理解和執行，幫助自己克服失眠。李啟芳教授用這本書，讓讀者「打開」自己，認識自己，冷靜地尋找失眠的原因所在，並且透過正確的途徑試用書中的方法，進而解決失眠問題。這些方法並不是單純、籠統地建議讀者「放鬆」，而是提供了具體可行的建議。

李啟芳教授非常瞭解失眠的機制及其有效治療方法，值得一提的是，他精通中醫，對失眠的中醫治療有獨到之處。李教授想透過這本書，讓讀者憑藉自己的力量自我覺醒、提高認知，自己解決大部分的睡眠問題。

李教授不僅擁有豐富的睡眠障礙治療經驗，且有將自己的研究和實踐所得教授於他人的奉獻精神，他還是一位喜歡思考和談論人生的醫生。

李啟芳教授從臨床實踐中獲得經驗，又應用到臨床實踐中去，在治病救人的過程中不斷思考人生、社會及其背後的本質規律。

醫生的成長需要不斷地打磨、反思、領悟、覺醒，此過程也是一個成長和痛苦的過程。小說《麥田裡的守望者》中有一段話：

「我從來不想成為英雄，我只想在我的使命中卑微地活著。一個不成熟男子的標誌，是他願意為某種事業英勇地死去；而一個成熟男子的標誌，是他願意為了某種事業卑微地活著。」

的確，優秀的醫生應該為自己的工作付出一番真情，人這一生，總要為某種看不見的東西去生活，總要為某種超越我們有限的東西去生活。

最後，這是一本具有可讀性、趣味性並專注於睡眠障礙的書，它分享了失眠患者的失眠經歷與治療故事，以期與普通大眾形成共鳴。

祝福大家都能擁有良好的睡眠、健康優質的生活。

為什麼我從
臨床麻醉轉向麻醉治療？

2003年，當時我臨近碩士研究生畢業，正著手備考博士研究生。碩士研究生學習期間，我的專業方向是呼吸內科。但在臨床實踐中，我發現，醫生並不能解決患者的疾病，常常是讓患者做完各種檢查後，告知患者一個殘酷的真相：這個疾病不能根治，只能控制。然後，便是對患者進行連續不斷的對症治療。直覺告訴我，這種理念有違醫者「治病救人」的初心，進而使得我在心裡對內科產生一絲絲失望。

當時醫學專業的劃分，還沒有現在這樣涇渭分明，跨專業考博士研究生還是允許的。透過反覆對比與權衡，我發現，麻醉專業尤為獨特。從一個外行的角度來看，能讓人很快地睡去，又能很快地醒來，這是多麼神奇的事啊！於是，我決定從呼吸內科跨專業報考麻醉學博士研究生。

我至今仍記得，2003 年那個酷熱的夏天，為了確定未來報考的博士生導師，我查閱了所有的網上資料和學術論文。經對比發現，華西醫院麻醉科的劉進教授和上海瑞金醫院的于布為教授在中國麻醉界有著獨立的思想和個人創見。這樣的導師，不僅在專業性方面令我嘆服，人格和學養也同樣令我欽佩。

我直接撥打了劉進教授的電話，是他本人接的。聽我介紹完後，劉進教授明確表示，他歡迎麻醉專業以外的碩士報考他的博士。後來，我又透過郵件，跟于布為教授取得了聯繫。榮幸的是，于教授也很快給了我回覆；遺憾的是，他說自己當前還不是博士生導師。

能夠被允許跨專業報考麻醉學，讓我興奮不已。雖然跨專業報考需要補齊的內容很多，但對我來說，夜以繼日地艱辛苦讀卻樂在其中。後來，我選擇去了上海，非常幸運且順利地被上海仁濟醫院錄取，攻讀王祥瑞教授的麻醉學博士研究生。

在上海讀博士期間，我在仁濟醫院的消化研究所做基礎研究，並沒有接觸到臨床麻醉，所以除了備考博士時背的一些有關麻醉的紙上談兵式的知識，我其實對麻醉瞭解很少。真是命運使然！在不同的學術會議和麻醉科學習班裡，我卻多次有幸聆聽于布為教授的授課。我發現，于教授是如此與眾不同，他思考的方式和認識事物的角度都非常獨特。而我與他似乎神交已久，彼此之間常常會有一種無需言語的共鳴。

2006 年底，畢業前夕，于教授不講求論資排輩與等級觀念，破格邀請我這個還未畢業的麻醉學博士到上海瑞金醫院麻醉科做報告，彙報當時我在麻醉學專業頂級雜誌「Anesthesiology」發表的一篇論著。

這促成我在博士畢業找工作時，因為跟于教授有相同的理念和思考，毫不猶豫地向上海瑞金醫院投遞了簡歷。令人感動的是，當我到瑞金醫院人事處參加面試的時候，看到簡歷封面上有一行用鉛筆寫的字：麻醉科于教授點名要的人。

當我順利地透過筆試和面試，準備簽約上海瑞金醫院的時候，上海第二醫科大學附屬第九人民醫院麻醉科主任朱也森教授也十分希望我能夠到九院麻醉科工作，並承諾給我比瑞金醫院更高的薪水，這對剛組建了小家庭的我吸引力很大。我還記得，那天于教授正在 10 號樓的高級幹部病房做麻醉，我去跟他說了我的「背叛」，他瞭解我的具體情況後，爽快地同意了我的選擇。就這樣，我博士畢業後到上海九院工作了。

然而，真正參與到臨床麻醉實踐後，我發現，臨床麻醉的挑戰並不大，且沒能直接解決患者的病痛。這讓我又再一次陷入職業的迷茫。

2009 年至 2011 年，我在美國華盛頓大學聖路易斯校區做訪問學者兩年，于教授的博士生黃東越和我在同一個系做研究。2010 年春節期間，我短期回國探親，黃博士讓我帶點小禮物送給于教授。這個天賜的良機，讓我在上海瑞金醫院一間辦公室裡，跟于教授面對面地交談了幾個小時，我們談到了現在的研究內容和我臨床上的思考，于教授給了我很多指點。

從美國回來後，我一直在疼痛門診工作，也就有機會接觸到傳統醫學——中醫。經過幾年的中醫、西醫實踐和對比研究，以及在門診中為病人治療的過程中，我慢慢也有了一些的感悟。

2017 年，我出版了一本中醫專著《痰派中醫》。于教授從麻醉專業的角度為我作序，提出了對年輕學子的殷切希望。

在臨床實踐中，我注意到中醫在這方面有很多臨床現象的發現與積累，但都沒有深入地進行機制研究和繼承發掘。比如，我發現有一位民間中醫，他採用排痰的方法治療精神類疾病，具有獨特的療效，並自己開了一家精神病醫院。我把這個資訊告訴了于教授，後來我們相約一起去實地考察。

作為麻醉專業的西醫，我覺察到中醫裡的中藥麻醉這一被世人忘卻的領域，值得深入探索。透過閱讀文獻、親身走訪和學習，我發現中藥麻醉和西藥麻醉完全不同，中藥麻醉還有治療疾病的作用。當今社會，快速都市化，生活節奏快、壓力大，我見到太多的人常年服用各種藥物，而睡眠問題卻長期得不到解決，非常痛苦，於是總想從醫生的角度來做一些力所能及的事。

我喜歡近距離地接觸患者，看見患者身上發生的變化，我甚至喜歡完整地照護患者，參與患者的治療全過程。於是，我將自己的精力集中於臨床，同時，為了認識自己，切實解決現實中的問題，我決定聚焦於一些臨床容易被忽視的病症和棘手難題，比如失眠、憂鬱、心理困擾等。

每當我跨進醫院的大門時，迎面而來的是混雜著消毒水的氣味，也是一座歷史悠久的醫院的氣味，前輩醫師們呼吸過的氣味。當我走在醫院的走廊上時，我聽見自己的腳步聲。某一天，我感歎自己腳下的這條走廊，過去曾有一代代勇於實踐的醫生，也在這條走廊上走過，思考過，為病患的痛苦而操勞過。

目 錄
contents

關於失眠的一些事實

Some facts about insomnia

Chapter 1

失眠，人生第九苦

人生八苦，失眠可不可以算是「第九苦」？因為它有著難以言說的煎熬與苦楚。

在網路上，點開「失眠」話題，近百萬則討論映入眼簾：《沒考上研究所的人，長期睡不著快瘋了》、《每個焦慮症發作、驚恐發作的失眠夜晚，大家都如何度過？》……其中一位網友在他的求助帖中所描述的，幾乎概括了所有失眠人的痛苦、恐懼，以及求醫問藥的艱辛歷程。

這位患者從高二開始失眠至今，12 年過去了。剛開始，入睡困難、易醒淺眠，以為是上火造成的，沒太放在心上。好不容易把大學考試應付過去，進入大學，學業相對輕鬆，應該睡得好些了吧？沒想到，大學四年仍然在無比煎熬中度過，幾乎每天都是在床上躺到天亮。

最嚴重的時候是在大三，連續 2 個多月，平均每天的睡眠時間只有 2 小時左右，頹廢到連同班同學對面走過，跟他打招呼，他都反應不過來，更想不起同學的名字。由於睡不好造成情緒低落，甚至經常有自殺的念頭。

大學期間，他也去過多家醫院，做過很多檢查，包括腦部 CT、睡眠圖、內分泌之類，可是這些檢查結果都顯示正常。

好不容易撐到大學畢業，進入職場，2019 年秋季，在一次工作熬夜加班中，他出現了心跳加速。在同事的幫助下，他立即在辦公室的沙發上躺下，可是那一顆心仍怦怦地跳個不停，直到快到中午時睡著為止。第二天，他去到醫院做 CT 檢查，醫生說，是心臟供血不足出現的持續心跳加速。

這次經歷之後，為了排除一切可能性，他去看了精神科，接下來，吃了大半年的抗憂鬱藥物和安眠藥。在家人的催促下，他又去中醫院接受針灸與內服中藥相結合的治療。剛開始感覺還不錯，他能在不服用安眠藥的情況下入睡。然而，做完兩個療程共 20 次針灸之後，效果卻不見了。

接著，他又去看了神經內科。醫生說了幾句話，大致意思是，沒有什麼特別的治療方案……後來，在上司的介紹下，他又去掛了一位名中醫的號，醫生診斷大意是「肝火旺、脾虛……」，他又吃了好幾個月的中藥來調理。沒什麼特別的感覺，好像是狀態稍微好了一點，可能加上自己慢慢習慣了工作環境，也漸漸可以不依靠藥物入睡，即便比之前入睡時間快了一點，但睡眠品質還是很不好。

最近幾個月待業在家休息，原本希望能好好休養身體，結果卻很不樂觀，身體也越來越差，睡不好，抵抗力明顯很差，經常有一些小毛病出現，特別是皮膚問題。

「想想今年我才 31 歲，失眠卻已有 12 年，心裡就感到非常絕望。最近幾個月，幾乎天天在吃褪黑激素和安眠藥。大家都說褪黑激素沒什麼副作用，我自己上網查到的資訊，也說它安全可靠。可是最近我看到了有些不同的說法，說長期吃褪黑激素或多或少存在一定的副作用，例如在神經系統、內分泌方面，並且會降低男性的生理欲望，最可怕的是長期服用會抑制自身褪黑激素的分泌。

最近抗藥性出現了，藥物對我的失眠沒什麼效果了。而且現在，已經不是失眠那麼簡單了，是身體完全不能自主休息，即使累得趴下，也無法睡著，無法休息。是不是我的大腦再也不會分泌褪黑激素，促使我睡覺了呢？想想都怕。

失眠的這 12 年，是我人生中最青春的時日。憂鬱情緒襲來之時，真想一死了之，但眼前浮現出父母慈愛擔憂的神色，就趕走了我愚蠢的念頭。我不想猝死，不想遭受失眠的痛苦，只想跟其他人一樣擁有舒適的睡眠，正常的工作、學習與家庭生活。而這些，對我來說，仍然是一個奢望。」

有人在下面留言：「天快亮了，你為什麼還沒睡？」有人回答：「我在等一個天亮。」

嘗過失眠滋味的人才知道，這調侃背後有著怎樣的苦澀啊！

好好睡覺，你就贏了

有一種生理現象，它能提高你的記憶力，讓你的皮膚更光潔，令你更有魅力，讓你保持苗條，降低食欲，保障你少患癌症和老年失智症，提高你的免疫力，降低你得心臟病、心肌梗塞和糖尿病的風險，讓你感覺更快樂、不憂鬱、不緊張。這種生理現象，叫作睡眠。

睡眠專家說，睡眠比飲食和運動更重要。與剝奪一個人的食物與運動相比，剝奪睡眠的傷害最大。45 歲以上的人，每晚少於 6 小時的睡眠，比睡眠 7~8 小時的人，得心肌梗塞和腦梗塞的概率要高出兩倍。

然而，很多人會失眠。

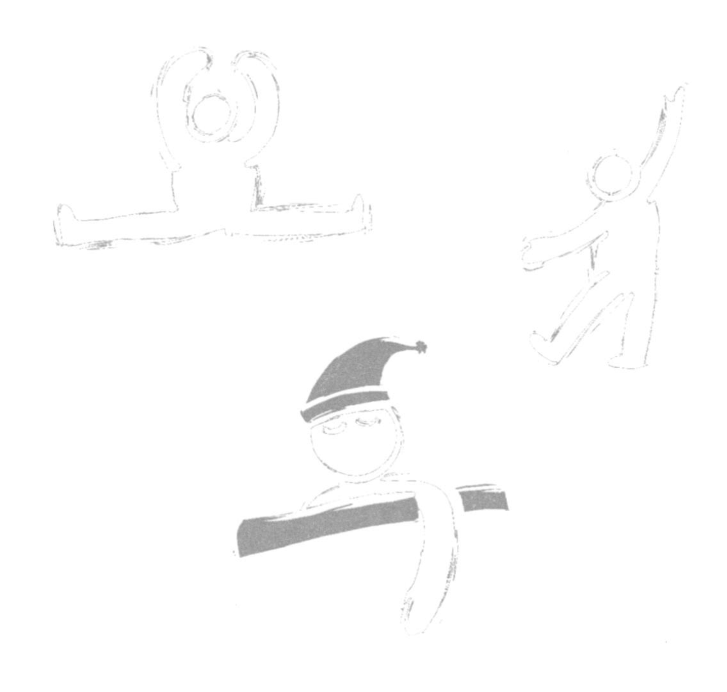

睡眠比飲食和運動更重要。

一夜需要睡幾個小時？

我們所處的新時代，不僅生產出各式各樣的產品，也源源不斷地製造「渴望」和「需求」，彷彿我們只有擁有了某件商品，才能隸屬於某個階層，過上某種理想中時髦的、主流認可的生活。於是，為了讓這些「渴望」和「需求」得到滿足，人們就需要不停地工作，獲取更多的收入。另一方面，少數精英分子的高端幻想，也成為引領社會大眾生活的一部分，最突出的一點，就是他們鼓勵普通大眾辛勤工作，讓「朝 9 晚 9 每週工作 5 天」、白熱化競爭、無節制的加班變得合理。

比如文章〈最殘忍的社會現實：窮人沉迷多巴胺，富人追求內啡肽〉，就簡單地把窮人必要的休閒娛樂，貶低為好吃懶做，上網看影片、打遊戲等沉迷網路的不良行為。甚至將長時間睡眠與「失敗者」畫上等號，借拿破崙之口，說一天睡 8 小時的都是傻瓜，吹噓精英們一天只睡 4 小時。

美國醫學博士 Qanta Ahmed 2010 年在〈赫芬頓郵報〉用「睡眠大男子主義」來指代吹噓精力旺盛的現象。對精力的狂熱追求，網路上流傳著華爾街高階主管精力旺盛，每天僅睡 4 小時，凌晨 4 點多就起床進入健身房的那些神采奕奕的畫面。現實中也流傳著〈早睡是老年人作息〉的調侃，但對於大多數普通人來說，熬夜並不是為了吹噓，而是迫於無奈。

每個人的睡眠需求不一樣。頗具反諷意味的是，擁有最強大腦的愛因斯坦卻說，自己夜裡要睡足 10 小時，第二天才能保持旺盛的創造力。

怎樣算失眠？

失眠，體現為睡眠時間不足，睡眠深度不夠，體力恢復不足。以失眠的持續時間為標準進行劃分：

暫時失眠——持續 1~3 個夜晚；

短時失眠——持續 4 個夜晚到 3 個星期；

慢性失眠——持續時間超過 3 個星期。

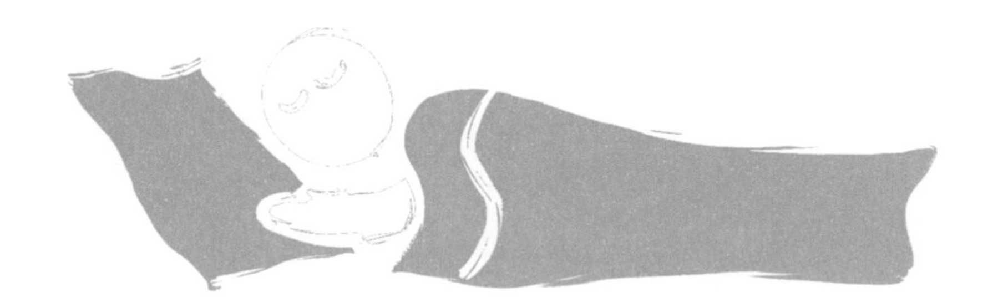

失眠有六種類型：

①入睡困難
②睡著了，但感覺總是醒著
③夜間睡不安穩
④整夜睡不著
⑤夢多
⑥醒得早，醒來以後很累

夜晚失眠，白天補眠就行了嗎？

一位金融公司的基金經理告訴我，他每晚熬夜做資料分析、基金的結算與回報，凌晨一兩點才能就寢。每到晚上都特別興奮，躺在床上輾轉反側，無法入睡。後來他每晚服用安眠藥，並把這個習慣一直持續下來。白天在公司裡可以午休，中午吃完飯以後，有睡意襲來，就躺在自己辦公室的沙發上，很自然地入睡，時而一睡就睡兩個小時，可是到了晚上又睡不著了。讓他奇怪的是，為什麼晚上他無法自然入睡，而白天中午卻睡得特別香？

一位 58 歲的大姐，兩三年前從大企業的財務總監職位退休，回到家裡，生活突然變得異常清閒。不善家務，也沒有什麼愛好的她，就出現了夜晚失眠的問題。有時，直到凌晨才睡著，而三四點又早早地醒了，再也睡不著，算算每晚的睡眠時間還不足 4 小時。白天閒在家裡，也不出門，中午吃完飯就午睡，會睡得特別好。

的確，午睡可以讓失眠的人改善體力，但是無法彌補睡眠不佳所帶來的健康損毀。

這是因為人體入睡後，睡眠會呈現各個階段，睡眠品質的好壞由各個階段決定。夜晚的睡眠，看似一覺到天亮，其實分為幾個 90 分鐘的循環。以 7 至 8 小時的睡眠為例，整夜的睡眠就會分為五至六個循環。

每一個 90 分鐘的循環，又分為四個階段。第一、第二階段算是淺睡，肌肉放鬆，體溫下降，心跳及呼吸速率下降，人也有打盹的感覺。第三階段又稱為沉睡期，眼皮及肌肉完全放鬆，身體專注於修復骨骼器官及其他組織，強化免疫處理並鞏固記憶。第四階段也就是睡眠的最後階段，稱為快速動眼期。它沒有第三階段那麼深眠，這個階段是我們最容易做夢，而且被認為是與學習、記憶儲存、情緒調適相關的階段。

所以，偶爾睡不好很正常，但是如果每次睡覺都沒有正常的睡眠循環才是問題，會導致各方面的健康損毀。這就是無法以午睡彌補夜晚睡眠不足的原因。

如果晚上只睡 5 小時，午睡 1 小時，加起來也是 6 小時，但是對身體的好處無法與晚上整夜睡了 6 小時相比，因為少於 90 分鐘的午睡只包括睡眠循環的前面階段，不是夜間深層修復的睡眠。

即使午睡超過 90 分鐘，達到了深層睡眠的時間要求，但也難以進入快速動眼期。因而醒來容易頭昏腦漲，思考不敏銳。與完成快速動眼期之後醒來的人相比，未完成者更容易在數學方面出錯。

那麼午睡還有什麼必要呢？對於夜班醫生、貨運司機、警衛以及其他需要夜間工作的人士，午睡能幫助保持清醒敏銳。白天如果很累，或者晚上沒睡好的人，午睡 20 至 30 分鐘可以讓身體消除疲勞，改善反應及認知能力，以應對接下來的工作。所以，合理的午睡最好控制在半個小時之內，才不會昏沉，也不至於影響夜間睡眠。

接納負面情緒，才能保持樂觀

在心理學中，正常健康的心理包含著各式各樣的情緒。焦慮、悲傷、消極、憂鬱等負面情緒，也是人類真實的感受與體驗。正如有陽光就有陰影，不能把負面情緒看作是不健康的、不好的，應該被排斥的。相反，負面情緒應該被允許存在，應該被看見、被好好地接納。

忽視和掩飾負面情緒，只會適得其反，甚至帶來憂鬱和失眠的惡果。所以，保持樂觀的關鍵，是接納自我真實的心理狀態，接納自我不完美的情緒，如沮喪、低落與受挫，這樣才能繼續前行。卡爾．羅傑斯也說：「有個奇怪的悖論，只有當我們接受了自己就是什麼樣時，我們才能開始改變。」

樂觀的人，他們積極向上，能夠保持充沛的精力，把握自己的方向；身邊的好運似乎都能被他們吸引過去；他們的人緣也好，別人和他們在一起，會情不自禁地感到快樂和舒服。五個簡單可行的方法，讓你保持樂觀。

刻意挺拔身姿

體態直接反映一個人的精神面貌。長時間久坐、伏案工作和玩手機，容易形成含胸駝背的不良體態。體態不好，不僅容易形成頸椎病、後頸無故腫起，甚至還會對心理造成影響，如情緒低落等。

早上，在鏡子前做一個簡單的練習，讓一天元氣滿滿：將肩胛骨收緊，腰背用力往上拔；

脖子盡可能地用力向上頂，注意不要前探，下巴向內微收；目光平視前方，所有的眼外肌都用力繃緊；

牙齒自然咬合，輕輕閉上嘴，用鼻子做深長呼吸，專注地聆聽和感受自己此刻的一呼一吸。

這個方法看似簡單易行，卻可以迅速地讓你挺拔身姿，若是能夠刻意保持一整天，對精氣神與身體力量都是很好的鍛鍊。

打坐

冥想，是一種調節精神狀態的藝術或者醫術，很多人透過練習冥想，整理了紛亂的思緒，也讓自己的心情保持平靜。《自然雜誌》發表過的文章中有一個觀點指出，冥想可以透過調控抗體免疫的腦－脾神經通路，來提升人體的免疫力，所以想讓自己的身心處於高能狀態，冥想無疑是一個不錯的選擇。據哈佛大學研究資料證明，8 週的冥想可以改變大腦結構；史丹佛大學的研究資料也證明堅持冥想的人在應對壓力時會更有彈性，免疫能力也更強；谷歌、蘋果等企業更是悄悄地在辦公區域設置了冥想室；很多成功的商務人士也在手機中安裝了各種冥想的 App。

古人講的「坐忘」，跟冥想有同工之妙。莊子說的「心宅坐忘」，根本在於一個「忘」字，即忘卻自己的形體，拋棄自己的耳目，使自己的身心清淨澄澈，智慧開啟。道家認為，只有修練「善忘」的功夫，才能獲得思想上的自由。這裡說的「善忘」，不是我們一般說的「健忘」，而是拋棄對外物差異的執著，以獲得心靈的安寧與滿足。

其實，世界上的萬事萬物，並不存在我們以為的那麼大的差異，而且它們也不會永久遵循一個普遍有效的判斷標準。比如，一棵樹與一座山相比，就很小；而與一株小草相比，則很大。一般家庭也都是比上不足，比下有餘。所有事物的存在，都是相對的。

然而，人們總會不自覺地從自身角度出發，對周遭事物進行比較、辨別，進而想要追求所謂的更好，於是內心的欲望無限膨脹，最終導致身心俱疲。放棄固有成見，以平等心和忘我的姿態觀察和看待事物，這時候人就能放鬆下來，自己的心性也會得到完全釋放，從而進入良好狀態。

親近自然

白居易在杭州當刺史時，尤其中意西湖，寫下了「未曾拋得杭州去，一半勾留是此湖」。明代大才子袁宏道也說過「青山可以健脾」。古人對山水的熱愛在於，他們認為走進自然可以思接千載，神遊八方，頤養身心。的確，大自然無私地給予人們物質與精神所需。因此，人類是自然之子，與自然之間應該保持和諧的共存關係。然而，科學技術進步了，社會經濟發展了，但是人和自然的關係卻越來越疏遠了。

暢銷書《大自然治好了我的憂鬱症》的作者艾瑪·米切爾（Emma Mitchell），一直飽受憂鬱症的折磨，用生不如死來形容也不為過。某一天，她決定換種活法，於是和家人毅然離開了喧鬧的城市，來到了劍橋郡的農莊，過著完全回歸大自然的田園生活。

一年後，困擾她 25 年的憂鬱症竟然奇蹟般地自癒了。她發現，大自然才是最好的心理醫生。在書中，她寫道，當她來到森林邊，用心去觀察周遭的一切，花草樹木、昆蟲蝴蝶，或是從草叢中飛起的一隻鳥兒，不知不覺間她忘卻了自我，投入大自然的懷抱，得到了最溫柔的呵護。此刻的她，內心如此寧靜。25 年來在她頭腦中喧囂不止的聲音消失了，久違的心曠神怡與莫名的感動，讓她頓時熱淚盈眶。

慢下來

有一天午餐時間，我看見一位護士一邊吃飯一邊用 iPad 追劇，不經意瞄了一眼，發現她正開著 1.5 倍速觀看。當時的我覺得很納悶：追劇，是享受其過程，不是完成一項任務，真的需要這麼快嗎？

現代人習慣於快速地獲得資訊，卻失去了慢慢享受過程的樂趣。「當我們正在為生活疲於奔命的時候，生活已離我們而去。」英國歌手約翰·藍儂的話，無疑是現代人快節奏生活的寫照。即使在有時間完成規定的任務之外，我們仍然無法慢下來。

在自己無法慢下來的時候，自問一句：我在急什麼呢？如果可以花一個下午不看手機，只是喝茶；如果可以用一個晚上與朋友共聚，深度聊天；如果可以花一天時間，租上一輛自行車，只在一個景點慢慢地騎，隨處駐足流連；如果可以在一個清晨，打開一部總怕自己讀不完的經典，一字一句慢慢地品閱。這些慢下來的經歷，能被你長久地記住。

慢下來，再慢一點，不是慵懶和閒散，而是以豁達和欣喜的心情，專注地感受當下的人和事，讓自己擁有一種悠然自得的狀態，能夠從容地面對工作與生活。這樣的慢，其實是更有效率的快，跟古人說的「欲速則不達」，有同工之妙。

減少物欲

一般人都沒有意識到，「擁有物品」其實是件很消耗能量的事。我們的生活空間本該是心靈停靠的港灣，是為我們補充能量而存在的，但東西越多，我們的能量也就消耗得越多。

我認識的一位國畫家，住在南京郊區的別墅裡，12.1坪左右的臥室裡，除了一張床，別無其他。他告訴我，進入房間，就是睡覺，特意沒有安放檯燈、床頭櫃、沙發、茶桌等電器和傢俱，沒有要緊事，也不帶手機進入臥室，這真是做到了極簡。

乾淨整潔、沒有太多雜物的空間，能讓心情變得更平和，也能幫助我們活在當下，注意力不被分散。

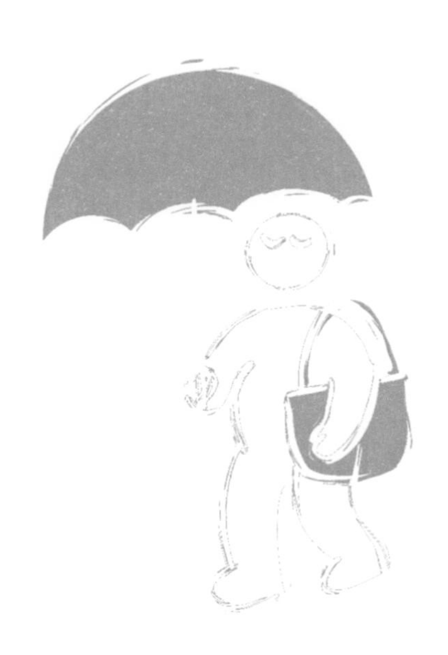

欲速則不達

過度操心與失眠

我發現來治療失眠的大部分人都有一個特質，就是愛操心，甚至過度操心。他們性格中有一種執拗的共性，看起來是為了別人操心，實質上是想要別人都符合他們的期望。因而，所謂的瞎操心，在很多時候就是以愛的名義進行互相傷害。

托·富勒在《箴言集》裡寫過一句話：「命運引導自願跟隨的人，而驅逐那頑固執拗的人。」一個人對別人的事情過度操心，其實是他不願意接受自己真實的面目，不願意接受命運的安排。在他的潛意識裡，不願意認清自己的真相，去發揮命運賜予的天賦，去完成自己的使命，因而就把注意力放在別人身上。

來我的診室就診的一位女性，45 歲，之前在一所高中財務科就職。她的工作壓力較小，有著充分的自由支配時間，她的丈夫是在公家機關中的高層管理者，薪資待遇很好，最關鍵的是他們沒有孩子。如此看來，她應是家境殷實、生活簡單的。但是這位女士太喜歡在家族裡攬事，一會兒借錢給這個親戚，一會兒幫那個找工作，最後的結果卻都是「好心沒好報」，讓自己傷心不已，本來工作就很忙的丈夫也不勝其擾。

我讓她講述一下自己一天的生活。我發現，她其實很無聊。丈夫工作忙，沒有時間陪她，不擅家務又沒有什麼朋友的她，在寡淡的生活中愈發感到無聊，於是就主動去家族裡攬一些事情，來彰顯自己的價值。我建議她讀一些人物傳記，重新去尋找個人發展的可能性，以及生活的樂趣。我們繼續交談。說著說著，她止不住流淚，說她從小就努力做個乖乖女、好學生，這幾年她中年叛逆，想辭職，想離婚，但這些都是在內心裡悄悄進行的，反覆思考卻不敢付諸行動，這種內耗的痛苦導致了她的失眠。我建議她，第一步，別操心別人，別攬事，別將注意力放在「丈夫為什麼還不回來」這種事情上，而是多多關注自我，傾聽自我內心的需求。

後來她告訴我，她報了古琴和畫畫興趣班。之前她總在下班之後，匆匆趕回家，把家裡打掃得一塵不染，忙著給院子裡的花澆水，洗洗曬曬，給丈夫煲湯，一邊看影片，一邊等丈夫下班回來。但是從現在開始，她不再過度操心別人，學古琴和畫畫讓她認識了新朋友，眼界和胸襟都開闊了些。與這些相比，家裡髒一點、亂一點，丈夫偶爾吃個外賣，又怎麼樣呢？

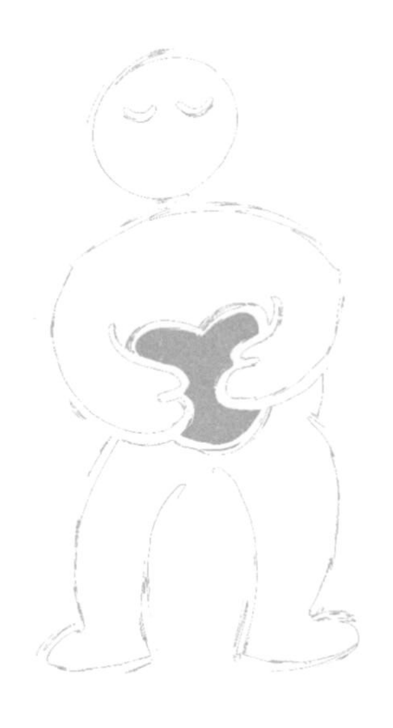

專注自身。

自我感喪失與失眠

有一位嚴重「心理障礙與失眠」的患者，來我們的睡眠中心進行治療。她告訴我，她的一些行為已經到了自己都無法容忍的地步，比如：

「看影片，看到自己累得心都快要蹦出來，但自己意識不到這是身體向大腦發出的信號，提示大腦該停下來了。好幾次直到眼前發黑，才不得不放下手機。」

「端上飯桌的食物，非得在一頓吃完，覺得不吃完就有一種罪惡感。其實儲存在冰箱裡，放到下一頓吃，也是可以的。」

「做一件事不能被中斷，必須一直做到結束，哪怕身體非常疲憊，也無法停下來。」

「白天碰到的一些未能了結的事，晚上臨睡前會反覆想，反覆檢查，不然就無法安心入睡。即使多次檢查，也還放心不下，不停地回想自己是不是在某個環節有什麼過失。」「每次別人說：『想請你幫個忙，看看你有時間嗎？』沒等這句話講完，我已經忙不迭地回答：『看你的時間，我什麼時候都可以。』話一出口，我立即就後悔了，可是為時已晚。」

這一切，都源於「自我感喪失」。其實對一般人來說，「自我感喪失」也是很常見的現象，大約 50% 的人都不同程度地體驗過，只是大多數人沒有過度留意。假若只是暫時性地出現，則大可放心，並不需要什麼特別的處理，但像這位患者這麼嚴重，就不可忽視了。

「 自我感喪失」較少單獨出現，而是常常與焦慮症、憂鬱症等心理困擾伴隨著出現。女性的「自我感喪失」發生概率為男性的兩倍。很多人由於定力弱、身體疲憊、心情煩亂，就容易在其他有壓力或令人焦慮的場合，出現「自我感喪失」的情況。如果加上對「自我喪失感」的排斥與害怕，則易形成精神交互作用，產生無助、恐懼、憂鬱等情緒，這些情緒與「自我感喪失」相互加強，越來越重，久而久之，則變成慢性狀態，在大部分時間裡都感覺自己不真實，甚至如死去一般。

榮格說：「如果你想創造自己，那你就不能從最美好、最崇高的地方開始，而是要從最低劣、最底層的地方開始。」榮格的意思是說，你想要真正認識自己是一個怎樣的人，自己蘊含著怎樣的潛力，真正喜歡做的事情是什麼，那你就不要先從自己人性當中光明的那一面，最被社會認可的那一面去找，而是要從你內心深處最不能為外人道的地方開始。你的恐懼，你的不寒而慄，你的羞恥，你的欲望，因為這一部分的自己才是你最鮮活、最具有原始生命力、最不受他人期待所限制、最未經他人眼光扭曲的一部分。

所以，當有些事情觸發了我們人性當中最低劣、最底層的東西的時候，我們一定要暫停一下，利用這個機會去覺察和理解：這部分的淵源到底是什麼？想要給我們發送怎樣的資訊？如果你學會覺察它們，甚至駕馭它們，它們就能夠給你提供源源不斷的能量，引領你走向你真正想去的地方。

我們的睡眠中心畢竟不是心理治療室。然而我們的病房也是一個小社會，由醫生、護士和患者組成。當一位患者進入睡眠中心，他漸漸地會跟周圍的人熟悉起來，會從自己失眠的經歷開始聊起，聊自己吃什麼藥，劑量多少，服用了多少年。然後，他會聊起自己來自哪裡、生活與職業狀況等更多的個人資訊。我們會在晚上 8 點，組織大家進行睡眠認知的學習，讓大家相互之間進行分享和討論。

在這個過程中，也許會觸發他們找到自我感，找到對生活與性格諸多方面進行整合與重建的契機。

一心多用與失眠

我常常會問我的患者：「靜下心來想一想，在工作和生活中，你是不是經常會同時進行多工操作？」也就是說，在同一時間，執行多個事項。比如，一邊工作，一邊「摸魚」、聊天；一邊打電話，一邊做別的事情；上廁所，必須帶上手機；連刷個牙，也得看影片。

很多人已經不知不覺養成了這種習慣，甚至還覺得一心二用代表著智力和能力高超。實際上，他們已經喪失了專注力，患了「注意力不足過動症」，同時處理多工可能會降低智力水準，甚至損害大腦。史丹佛大學的研究證明，經常被多個電子設備——手機、電腦、平板同時轟炸的人難以集中注意力，他們記憶有效資訊、切換進行任務的速度，也不如專注地做一件事情的人。無效資訊將他們淹沒了，讓他們根本來不及篩選和過濾，於是他們處理重要工作的效率必然會降低。

除了降低工作效率之外，多工執行還可能會降低智商。倫敦大學的一項研究證明，他們在對幾組人進行追蹤測試後發現，長期進行多工的被試者，類似於吸食大麻和整夜不睡的降智效果，他們的智商平均降低了十幾個點。

另外，薩塞克斯大學透過核磁共振掃描的一項研究發現，同時被多個電子設備轟炸的人，前扣帶迴皮質（Anterior Cingulate Cortex）的密度會降低，而這個區域主要負責情緒的感知與控制。這就意味著，他們的自我感知和社交感知的能力會變差。

在診治中，我發現，很多失眠患者都陷入了對時間感知的混亂與無序狀態。他們的口頭禪是：「我都不知道我這一天天是怎麼過的。」

佛經中有一則公案，一位小和尚問他的師父：「您每天看起來精神抖擻，清閒自在，而我為什麼總是有很多煩惱呢？」師傅答道：「砍柴就是砍柴，燒火就是燒火，吃飯就是吃飯，誦經就是誦經，念佛就是念佛。」

心繫一處，安住本心，如如不動。借當下的順境與逆境、凡人與俗事來練心，全然地投入在此時此刻，不再陷入混亂與焦慮，就能活出清淨自在與喜悅無比的自己。

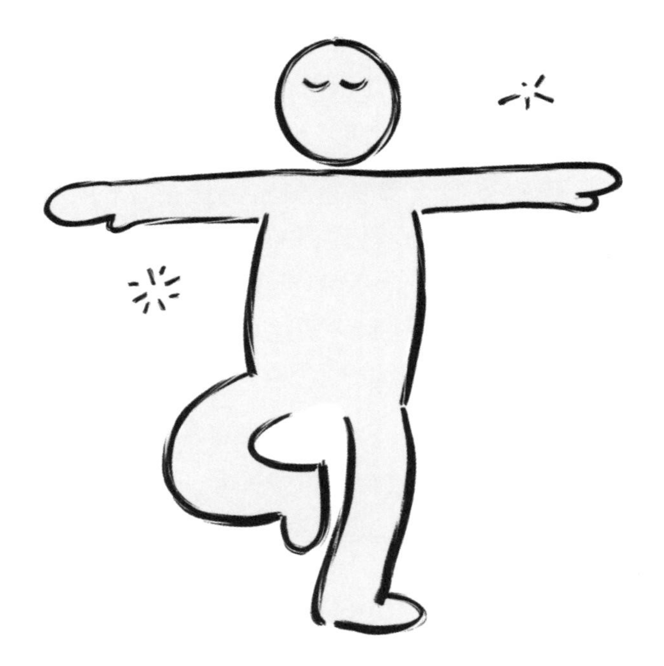

心繫一處，
安住本心，
如如不動。

活在當下與失眠

有一位患者告訴我，某一天，她忽然發現自己根本就沒有「活在當下」。具體的表現是，在做飯時，她的思緒飄到很遠很遠的地方去了，她一心想著亂七八糟的事，多次在切菜時切到手指，鍋裡的湯汁溢出來才發現；當她輔導孩子做作業時，有可能在想著白天公司的某件事，因為心裡很煩，導致她沒耐心，對著孩子亂發一通脾氣；當她在公司上班時，頭腦中卻不自覺地想著工作之外亂七八糟的事……

她說的這一現象非常普遍，導致了我們成為自己生活痛苦的創造者。我們的大腦引發了我們的煩惱。大腦不斷地思考我們的過去，擔憂我們的未來，讓我們犯了一個最大的錯誤，那就是：在大腦的瞎指揮之下，我們頭腦中紛亂的念頭一個接著一個，令我們無法活在當下。很多人，包括一些失眠患者之所以會焦慮，是因為沒有「活在當下」。焦慮已經成為一種最常見的現代病，金錢、地位、名譽，或者各種幻想、無休止的欲望，讓自己的心靈一直處於焦灼狀態。

艾克哈特．托勒在《修練當下的力量》中寫道：過去能給你一個身份認同，未來則有著解脫和各種圓滿成就的希望，因此你可能會強迫性地認同他們，但這兩者都是幻象。越是聚焦在過去和未來，就會越錯失「當下」——這世上最寶貴的事物。

為什麼「當下」是最寶貴的事物呢？因為它是你能擁有的唯一。你的整個生命，就是在這種「永恆的當下」之中展開的，而這個「永恆的當下」也是唯一不變的常數。生命就是「當下」，我們的生命沒有一刻不是在「當下」。

之所以焦慮，是因為沒有活在當下，把握當下，珍惜當下。一旦掌握了它，意識就會從混亂無序轉到此刻臨在，所有的事物就會變得鮮活起來，你的生活也會變得輕盈歡快起來。

每時每刻，你都可以有意識地訓練自己。無論是在家中、辦公室，還是捷運車廂裡，讓你的每一步、每一刻，甚至每一次呼吸都全神貫注。你凝神屏氣，當你洗手時，你就關注與洗手相關的所有感受，水的聲音、水流在手上的感覺、手上下的翻動、洗手液的香味等等；當你在擁擠的捷運車廂裡，你深呼吸並集中精神，就會聽見捷運軌道的聲音、風的聲音，你甚至會覺得四周安靜極了；當你坐上自己的轎車，關上車門，你有意識地停頓幾秒，觀察自己的呼吸，你會覺察到一個寧靜且強有力的時刻，這就是我們常常丟失的「活在當下」的珍貴時刻。

焦慮沒有用，只有正確地去行動；而正確行動的前提，是正確的判斷。這一切，都有賴於「活在當下」。

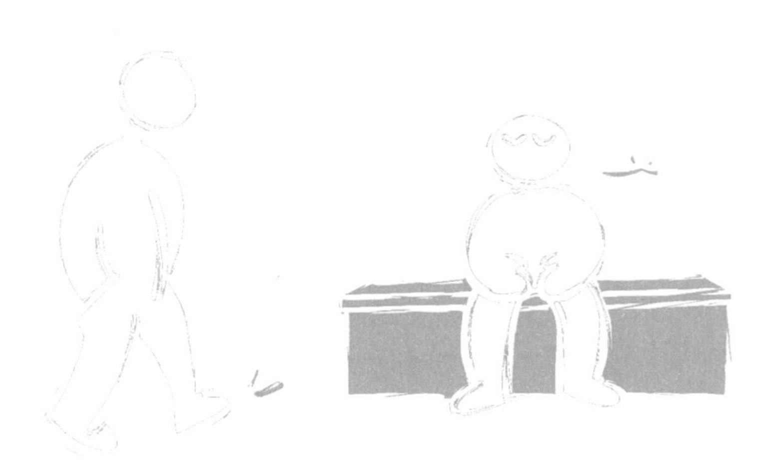

之所以焦慮，是因為沒有活在當下。

精力管理與失眠

一天，我的診室裡來了一位失眠患者，他是在大型國營企業工作的一名中階管理者。在後來的聊天中得知，為了工作的萬無一失，為了及時回覆上司交辦的任務，他在自己的手機上安裝了兩個時間管理的 App。他堅信管理大師彼得．德魯克的那句話：一切管理最終都是時間管理。

他告訴我，每當完成一項任務，他就開心地在時間清單上打下一個勾，然而這卻緩解不了他內心的焦慮。因為，他人生的清單過於沉重了。即使你從小就學了華羅庚的統籌法，長大又專精專案管理資源調度法，還對最優化演算法了然於心，然而人力終有極限，透支了未來生命的時間，總會以健康來償還。可見，不是他在管理時間，而是時間最終管理了他。他被時間捆綁了，失去了自己的生活與睡眠。

接觸越來越多的患者，越是讓我覺得：時間管理是個偽命題。時間就那麼多，是不以你的意志轉移的，我們能掌控的，只能是自己的精力管理。精力管理的前提是，你得明白，這個世界上 99.9% 的事都與你無關。這麼一來，你就放鬆下來了，知道如何做減法了。那麼，在你的事務管理中，在每天的清單上，只列 3 至 6 件最重要的事。在一天之中，把這 3 至 6 件事完成，比忙著做十幾件不重要的小事，個人成就感會高出許多。

這是我從自身經驗總結出來的，精力管理是最有效的方法。

親密關係與失眠

在現代社會，公共的集體事業不再能對每個人提供完整的人生意義，家人之間的親密關係就變得格外重要。對於親人摯愛，我們都渴望彼此之間的愛能成為永恆。深刻的愛，伴隨著生命的興衰枯榮，將過去與現在連接在一起，將時間彙聚起來，生成一種豐厚的意義。

怎樣的關係，才算得上是親密關係？與我們關係很密切的親子關係、夫妻關係、兄弟姊妹關係、密友關係，都是親密關係嗎？不是的。美國人羅蘭．米勒在《親密關係》這本書中說，親密關係必須具備六個條件，分別是：瞭解、關心、相互依賴、相互一致、信任、承諾。只有達到了這六個條件，或者大部分達到了，才算得上親密關係。

你在腦海中，將與你關係最親密的人對照一下，就會發現，在這六個條件上你們基本同頻。當然，比方說老夫老妻，他們可能年紀大了之後，激情會退去一些，相互依賴也會稍微少一些，有可能只剩下四到五個條件，但是關係最完美的時候，應該是擁有六個條件的。

然而在親密關係，特別是夫妻關係上，認知和行為不同步，被認為是「沒有共同語言」，在很多家庭裡普遍存在著。親密關係，是婚姻中最重要的課題。我們也許能夠管理自己的時間，管理自己的精力，卻管理不了家庭中的兩性關係。

我接觸過的一名患者，她是來自鄉下的一位小學女教師。由於丈夫在外地工作，他們長期分居兩地。這位女教師一邊上班，一邊要帶兩個孩子，孩子還很小。繁重的工作與家庭事務，讓她陷入了疲憊，加之精神上的孤獨，導致她長期失眠並服用安眠藥。

如此年輕的夫婦，為什麼一定要分居呢？能否試著在當地找一份相應的工作呢？帶著這樣的疑問，我試探過這位患者。後來，她告訴我，他們夫婦之前有一些矛盾，也有一些感情上的疏離和行為上的不一致，關係本來就比較淡漠。很顯然，在親密關係中，她沒有得到滿足。

在這個問題上，《親密關係》告訴我們：「幸福開關就在自己手上」，「不要試圖去尋找一個完美的人，因為在完美的人身邊，你是多餘的。愛情不是你和一個完美的人相愛了，而是愛了你以後，他才完美，愛情是兩個不完美的人，共同創造一個完美的關係。」簡單地說，婚姻是一場修行。

在治療結束後，她長期服用的安眠藥減了量。後來，她告訴我，她的丈夫回到老家找了一份工作，跟她一起帶孩子。現在她有意識地忽略丈夫的缺點，不像老師要求學生那麼嚴格地對待自己的丈夫了。她的睡眠狀況、精神狀況都好多了。

鬆弛感與失眠

每一件事情都必須「鬆」才做得好。在電視裡，看到採訪郎朗的一期節目，郎朗展示他那雙手，就跟沒有骨頭一樣柔軟，但是彈琴時，卻是那麼有力。外科醫生大多也有一雙這樣的手。很多成大事者，都有一種雲淡風輕的氣質。要是繃得很緊，像鋼鐵一樣，那會把自己累得無法長久持續地努力，最終一事無成。

來我們睡眠中心治療的一些患者有一個顯著的共同特徵，那就是：常常緊繃著一根弦，說是在為了想要的生活而奮鬥。然而，弦繃緊了容易斷，人繃緊了容易疲。每個人都需要學會鬆弛，否則就會在緊張的快節奏中迷失自己。

很多繃得很緊的人，在一定程度上都是一個完美主義者。對於完美，他們有一種近乎執念的追求。這讓自己承受了過度的壓力，以致最後精疲力盡。如何培養鬆弛感？我認為，首先需要放過自己，才能穩定情緒、輕鬆生活，建立良好的親密關係。承認現實、接納現實，允許自己和別人犯點錯誤，是獲得平衡人生的前提。

允許自己懶散。只要不影響他人，做自己當下覺得舒服的、最想要做的，哪怕就是躺著滑一兩小時手機、到處旅遊，只要自己的身體、經濟能承受得了，不危害別人，能對自己負責就行。

允許改變計畫。此時此刻的自己，已經不是 5 分鐘前的自己了。所以，要允許自己改變，允許自己在任何時候做出選擇，成為全新的自己，因而也就能夠允許自己隨時推翻之前的想法和計畫。

允許自己出錯。焦慮的產生，來自擔心自己犯錯。要時刻提醒自己，所有人都不是聖人，都會有犯錯的時候。人是在試錯的過程中，不斷地修正和成長的。

允許自己崩潰。當自己或者別人犯錯後，感到無法接受時，允許自己崩潰一次吧。將崩潰視為探索未知的一個必經環節，而不是必須要消滅的壞情緒。

允許自己開心。很多人對自己過分嚴苛，即使有可選擇的餘地，他們也往往忽略了自己的感受，忽略了去做讓自己開心的事的機會。我遇到的患者中有一位 70 歲的男性，就是這樣一個人。他一定要打扮得整整齊齊才能出門；一定要吃健康的食品；一定要把家裡打掃得一塵不染。他不但這樣要求自己，也同樣如此要求家人。年輕的時候，做這一切讓他很開心，然而現在隨著年紀增大，他就越來越吃力，但是彷彿有一股莫名的看不見的慣性力量，推動著他仍然這樣去做。周圍的家人也因此感到很緊張、很不舒服，他的家庭關係因而也很不好。其實，眼下就是他最好的時光。兒子工作穩定、經濟獨立，他自己和老伴的退休金加起來相當可觀。他本可以和老伴到處旅遊，享受好山好水、各地美食，然而他卻窩在家裡為一些瑣碎小事而生氣。

有一天，他跟我說，他的一生就是這樣不停地應付著外在的事物，力求完美，完成一個又一個永遠沒有盡頭的任務，卻從來沒有想過讓自己開心。這個認識，成為他後來逐漸擺脫安眠藥的最重要的心理支持。

別忘了，留點空白時間給自己

人們習慣了在這個快節奏的社會裡奔波勞碌，為了追求高品質的生活，不自覺地將自己變成了一架高速運轉的機器。在匆匆忙忙的日子裡，甚至無法慢飲一杯茶，靜聽一陣雨。

很多來我們睡眠中心治療的患者，都伴隨著不同程度的焦灼，才剛見面，就能馬上感受到他渾身上下散發出來的疲憊。當然，我很能理解他們各自生活背後的不易。

當這些患者出院時，他們都感到自己的睡眠好多了，連頭腦也清爽了。其實，除去治療效果之外，跟他們在這裡獲得了一段難得的「空白時間」，也有著極大的關係。也就是說，他們從那種長期奔波勞碌的狀態中抽身出來，在我們這裡度過了數日什麼也不做的「空白時間」。

一般人一旦有時間就追劇、聚會、打麻將、打遊戲，被各種娛樂活動充斥，以為這是放鬆，結果反而頭昏腦漲、身心俱疲。因為從來沒有好好地跟自己單獨相處，長此以往必定會陷入自我迷茫。相反，給自己留出空白時間，讓自己從當下的工作和生活中抽離，去與自己的生命對話，認識真實的自我，進而才能做出正確的選擇，主宰自己的人生。「空白時間」具有這樣神奇的效果，很多人卻並不知道。

美國開國元勳富蘭克林曾提出過著名的「五小時原則」：在週一至週五，每天給自己留一個小時，從日常次序中抽離出來，做些自己真正想做的事，或者什麼都不做。正是因為每天的「偷懶」，使他保持了高效的工作，成就了一番了不起的事業。

心理學家阿摩司·特沃斯基曾說：「保持一定程度的無所事事，一向是做出好研究的祕訣，如果不能浪費幾個小時，你就會浪費掉幾年。」

有位患者是一名大學教授，從我們睡眠中心離開後，他建立起在每個夜晚刻意為自己保留「空白時間」的習慣。他將自己發表在報紙副刊上的文章寄給了我，上面寫道：

每個黃昏，我都坐在西邊的書房裡。但我並不看書，也不看電腦，即使想寫點什麼，也只是把自己的靈感隨手記錄在小本子上，留在第二天再做處理。

這樣的時候，四下非常安靜。遠處的馬路上傳來車水馬龍的聲音，而我的心非常寧靜。我打開黑膠唱片機，放上黑膠唱片，那是我最熟悉的巴哈的作品。我慢慢地在屋子裡走一走，到陽臺上去看看外面萬家燈火的房子，在昏暗中到陽臺上去看一看陰影中的蘭花，我沒有開燈。

無所事事就是什麼也不做，獨自坐在椅子裡，半眯著眼睛，陷入冥想之中，任腦海裡飄出一個個場面。這無所事事的時間，等於是給自己的身心放了一個假，與天地萬物同頻，隨著天光漸漸暗下去，我的睡意也順理成章，自然而然地到來。

這無所事事的時間，我讓自己重歸自然之子的地位。在睡與醒之間的這段空白時間裡，身心得以修復，並無知無覺地墜入夢鄉。

老子有云：「天下之至柔，馳騁天下之至堅，無有入於無間。吾是以知無為之有益。」老子認為，人的思想、精神是天下「至柔」的東西，有著不可估量的無形力量，具有意想不到的巨大穿透力，能夠無堅不摧，無孔不入。這就是道家「無為」的益處。

用工作證明自己，需要限度

倫敦政治經濟學院的人類學家大衛·格雷伯在《毫無意義的工作》中設想能保障民眾生計的全民基本收入制度，單純依靠當下的生產力，人們已經不需要為謀生打一份違背意願的工作，由此可以廢掉沒有價值的工作。另一方面，近十餘年來，因為數字科技的發展，社會中興起大量如新媒體運營、密室逃脫設計師、工業機器人系統操作員之類的新興職業，即使沒有獲得基本收入的「宏願」，人們也有更多機會尋找到更適合自己能力的工作。

但對工作意義的期待往往落空。2010 年前後，組織行為學家開始重視西方的白領階層對缺失工作意義感到的不滿，《毫無意義的工作》也是在此浪潮之下書寫而成，在格雷伯看來，金融領域中類似的「狗屁工作」尤為明顯。

格雷伯收到許多工作光鮮亮麗的人抱怨自己工作的郵件，
他為此將「狗屁工作」分成五大類：

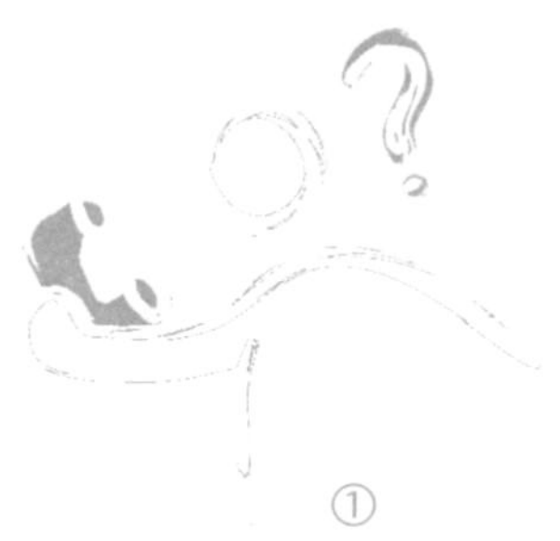

①
一天接一通電話的
「前臺接待員」

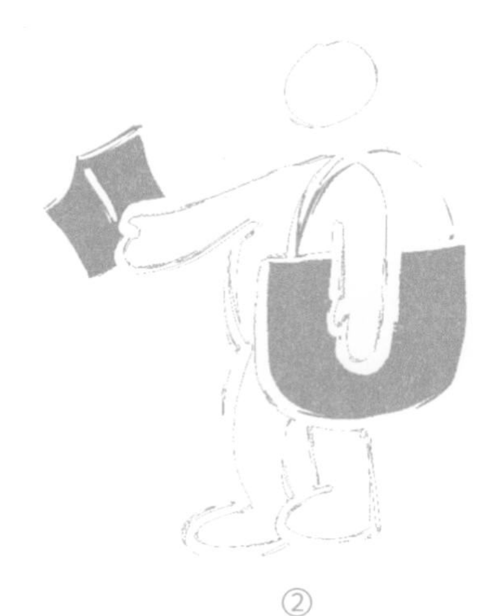

②
推廣無用產品的推銷員一般的
「打手」

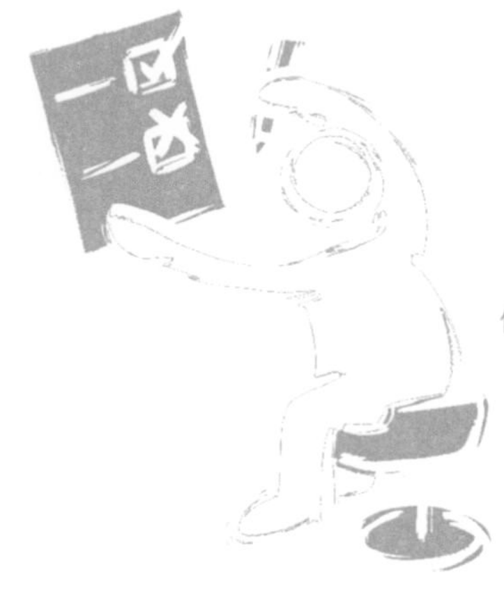

③
做無用統計的
「打勾人」

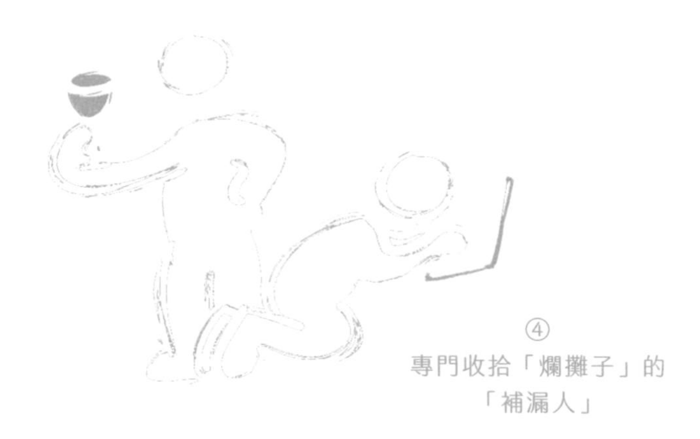

④
專門收拾「爛攤子」的
「補漏人」

⑤
專門下達人所共知或
不切實際任務的
「任務大師」

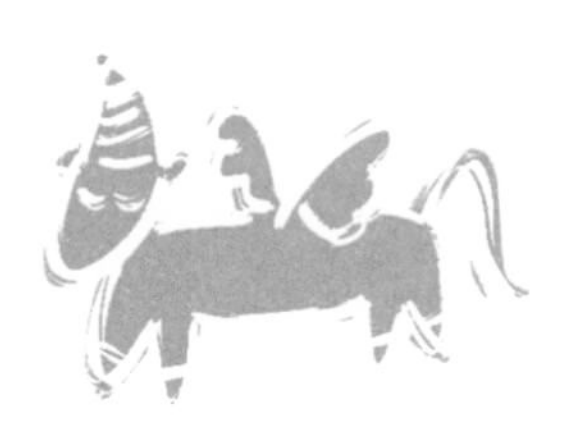

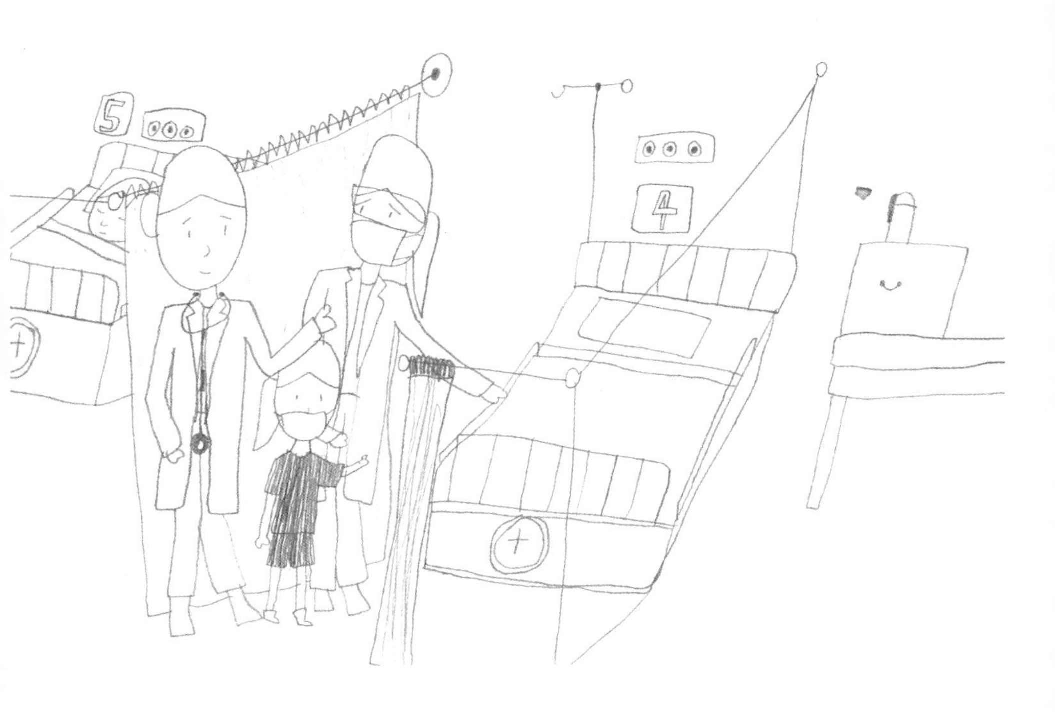
5
4

安眠藥依賴及成癮的世界性難題

The worldwide problem of sleeping pill dependence and addiction

Chapter 2

不久前，中國新東方董事長俞敏洪在一則談話影片中說，他過去 10 年吃了超過 3000 片安眠藥，在新東方最初組織結構調整轉型的時候，有好幾年，他根本睡不著覺，最多的時候一個晚上要吃 4 片安眠藥才能入睡，作為企業家的俞老師壓力真的很大，當然睡眠也不好。

開始吃安眠藥

持續超過 3 個月的慢性失眠，會對生活和工作帶來嚴重的影響，那麼就需要使用安眠類藥物進行干預治療。

失眠類型與對應安眠藥

首先，我們要認識安眠藥。安眠藥的作用隨著劑量不同而發生變化。

小劑量時，產生鎮靜作用；

中等劑量時，可引起近似生理性睡眠；大劑量時，則產生麻醉抗驚厥作用。

其次，要分清失眠的類型。一般失眠可分為入睡困難，睡眠淺、易驚醒，早醒和睡程短。

入睡困難者，可選用起效快、半衰期短的安眠藥；睡眠淺、易驚醒者，可選用中效安眠藥；

早醒和睡程短的患者，可選用長效安眠藥。

安眠藥的作用有限

安眠藥從 1864 年發明以來，到現在已歷經了三代，包括巴比妥類、苯二氮卓類以及唑吡坦類，但無論是哪一類的安眠藥，都有一定的共通性。

第一，吃了安眠藥以後的睡眠，並不是真正的睡眠。很多睡眠研究人員透過腦電波監測發現，吃了安眠藥以後的這些人，他們的腦電波不像我們正常睡眠之中人類的腦電波，而更像是被麻醉了以後的腦電波，所以吃了安眠藥以後，雖然是睡著了，但其實睡眠品質是下降的。

第二，所有的安眠藥都具有成癮性和耐受性，也就是隨著你吃的時間越長，吃的量就會越多，而且你慢慢地會覺得離不開它。

另外，還有很多人關心，褪黑激素屬不屬於安眠藥？其實，褪黑激素並不是安眠藥，它是我們人體大腦分泌出來的一種神經類的激素，褪黑激素的作用並不是讓人睡得更深，而只是向我們身體發出睡眠的信號。這就好像一場一百公尺的競賽，它就是那個發號槍。

所以，無論是安眠藥還是褪黑激素，請大家記住一個原則，那就是：非必要不使用，能不用就不用。

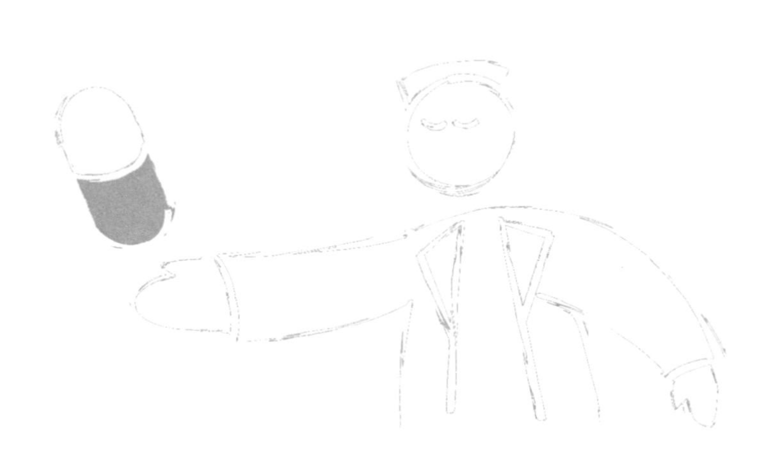

需要特別提醒的是：

失眠存在不同的症狀，需要經過醫生評估後遵醫囑服藥，切勿盲目跟風和擅自用藥。

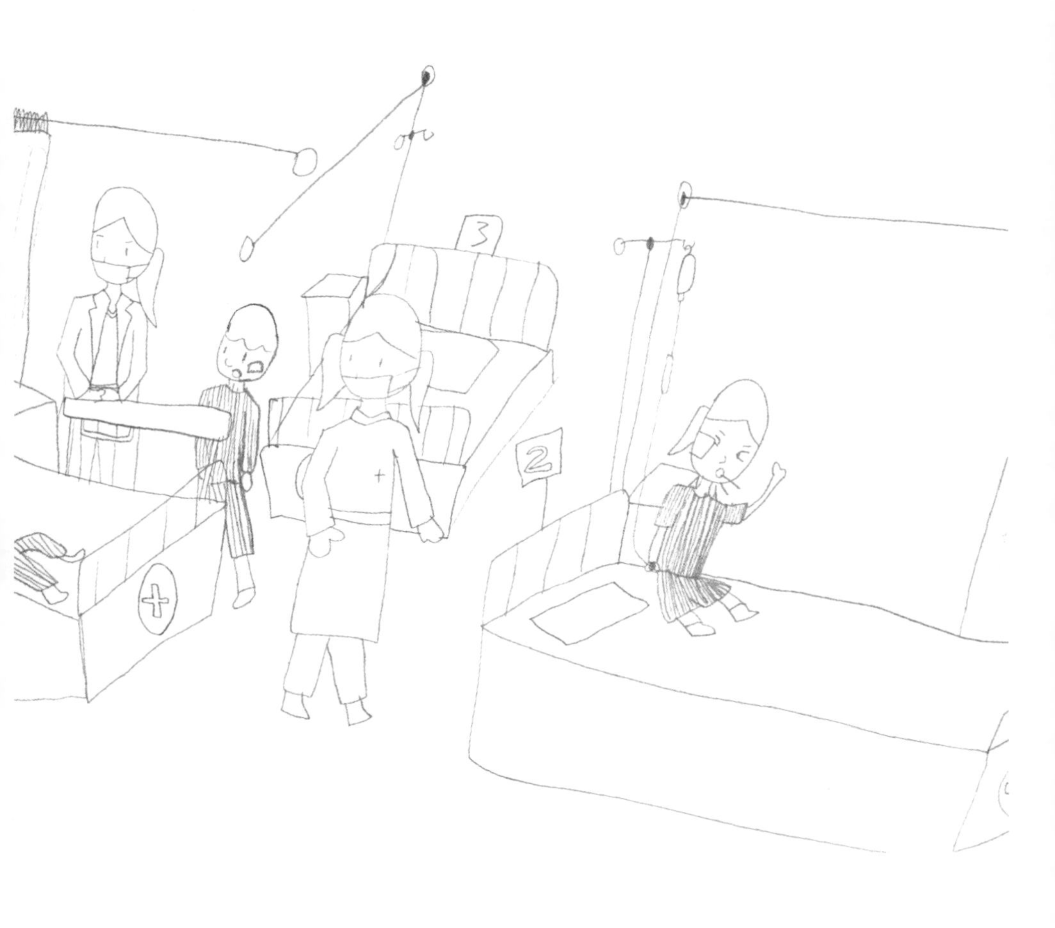
3
2

治療失眠的
五種方法

Five ways to treat insomnia

Chapter 3

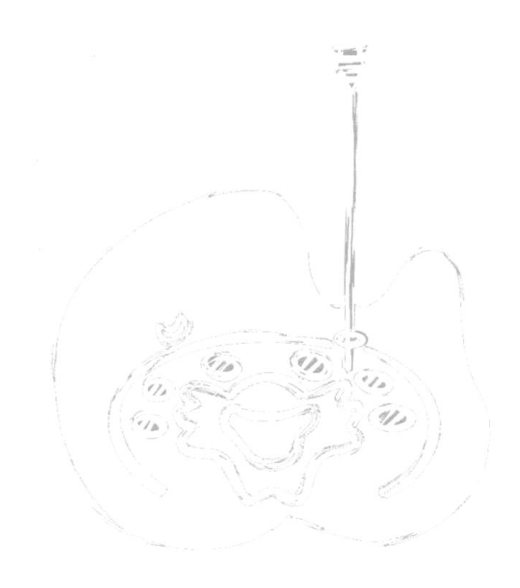

星狀神經節阻滯（SGB）

星狀神經節（Stellate Ganglion，SG），是頸部交感神經幹的頸下神經節，也稱為頸胸交感神經節，其外形酷似星星。星狀神經節，屬於人體交感神經節，位於頸部，左右側各一個。人類的很多疾病跟交感神經功能過度興奮有關，失眠就是其中之一。

星狀神經節阻滯（Stellate Ganglion Block，SGB），是麻醉治療中的一種重要方法，它將小劑量低濃度局麻藥，注射在星狀神經節周圍，以抑制過度興奮的交感神經節，使交感 - 迷走神經功能重新恢復平衡，從而改善失眠。

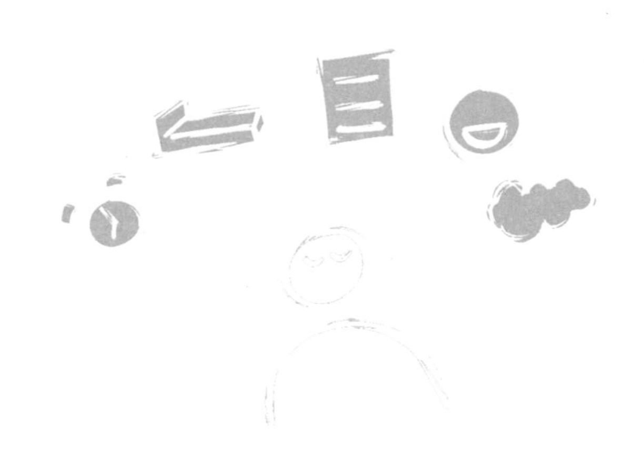

失眠的認知行為療法（CBTI）

國際睡眠協會為失眠人群推薦的一線治療失眠的方法，並不是藥物，而是一種方法，叫作「失眠認知行為療法」（Cognitive Behavioral Therapy for Insomnia，CBTI)。簡單地說，就是透過改變你對睡眠的認知，從而影響行為，進而形成習慣，最終治療失眠。

它是一種結合認知和行為方法的心理治療，是一種非常有效的失眠治療方法。從睡眠限制、刺激控制、睡眠衛生教育、認知療法、放鬆訓練五個角度著手，透過改變失眠患者的錯誤睡眠認知和不良睡眠行為方式，建立健康的睡眠衛生習慣，改善睡眠品質和縮短入睡時間，同時減少夜間醒來和早醒次數，從而緩解失眠問題。CBTI 不僅可以幫助人們恢復健康的睡眠，還可以減輕焦慮和憂鬱等情緒問題。

1. 睡眠限制：

透過縮短上床時間，逐步累積睡眠壓力，增加患者對睡眠的渴望，從而提高睡眠效率。

（1）上床時間儘量接近實際睡眠時間，但不能小於 4.5 小時，老年人不低於 5 小時；（2）只有睡眠效率超過 90% 的情況下才可增加 15 分鐘的臥床時間；當睡眠效率低於 85% 時則減少 15 分鐘上床時間；睡眠效率在 85%~90%，臥床時間不變。

2. 刺激控制：

指導患者確立正確的睡眠與床或臥室的反射關係，建立穩定的睡眠覺醒規律。

（1）只有當你感覺到打瞌睡時才上床；（2）除睡眠和性生活外，不要在床上做其他事情（如閱讀、看電視、電腦、手機、打電話、思考或計畫活動、吃零食等）；（3）20 分鐘內無法入睡時，應離開臥室，進行一些放鬆活動，直到感覺有睡意再返回臥室睡覺；（4）如果再上床後還不能入睡，重複第 3 步，如果有必要，整晚都可重複該過程；（5）設定鬧鐘叫醒，無論夜間睡了多久，每天定時起床（這可使身體獲得恒定睡眠節律）；（6）避免白天午睡或打瞌睡。

3. 睡眠衛生教育：

透過對睡眠習慣和睡眠衛生知識的指導，減少或排除干擾睡眠的有關行為與環境，以改善睡眠的質和量。

（1）只需睡到第二天恢復精力即可；（2）規律鍛鍊，規律進餐，且不要空腹上床；（3）確保你的臥室很舒適、夜間的溫度適宜，且不受光線和聲音的干擾；（4）夜間避免過度飲用飲料，避免飲酒、吸菸，減少咖啡因的攝入；（5）別把問題帶上床，不要試圖入睡；（6）把鬧鐘放到床下或轉移它，不要看到它；（7）每天同一時間起床，一週 7 天都是如此；（8）避免白天打瞌睡。

4. 認知療法：

很多人會不自覺地在睡覺前，想一些白天遇到的煩心事和困難事。不僅於事無補，還會越想越焦躁，從而導致失眠。其實，睡覺之前尤其需要保持一個良好的心態，想一些開心的事情。有一種很好的方法，就是在睡覺前想想那些最愛你的、你也最愛的人，比如慈愛的祖父母、外祖父母，以及你無憂無慮的童年……當你想這些的時候，白天那些煩心事自然就無處遁形，失了蹤影。此時，你也不可能再有精力擔心失眠了。如此一來，你會發現，對失眠的擔心以及由此產生的焦慮情緒，都是自我頭腦製造出來的愚蠢意識，在此之前，它本身並不存在。

5. 放鬆訓練：

失眠患者在日間和夜間常常持續存在不同程度的生理和認知功能方面的高覺醒狀態，明顯干擾入睡進程，透過漸進式放鬆的方法可以減輕其身心功能紊亂症狀，降低心理或生理喚醒水準，具體方法包括正念冥想放鬆法、腹式呼吸放鬆法、漸進式肌肉放鬆法等，從而促進患者入睡，減少夜間覺醒，提高睡眠品質。

（1）漸進式肌肉放鬆法，逐步放鬆全身的肌肉；（2）透過呼吸訓練，漸漸養成腹式呼吸的習慣，將注意力關注在一呼一吸上；（3）意向放鬆，想像一個令你自己愉快、放鬆、幸福的場景；（4）正念冥想透過接觸當下，專注感覺，減少思考判斷等認知活動。

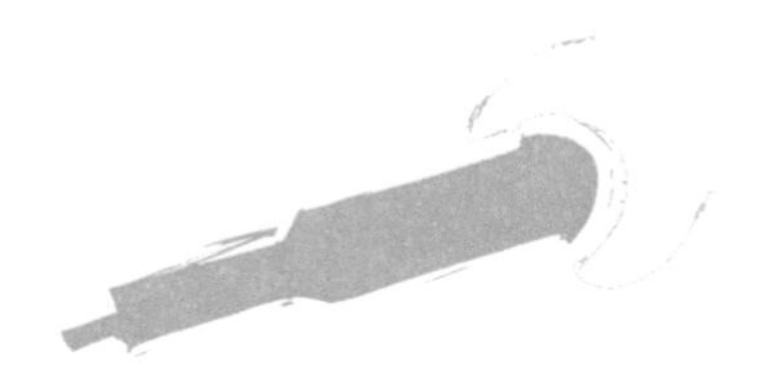

浮針治療

由於多數失眠患者伴有頸肩部僵硬、疼痛，用特製的浮針在人體淺表皮下組織進行掃散，配合再灌注活動，改善局部血液循環，促進新陳代謝，激發自癒能力，疏通經絡。放鬆肌肉，緩解不適，改善睡眠。

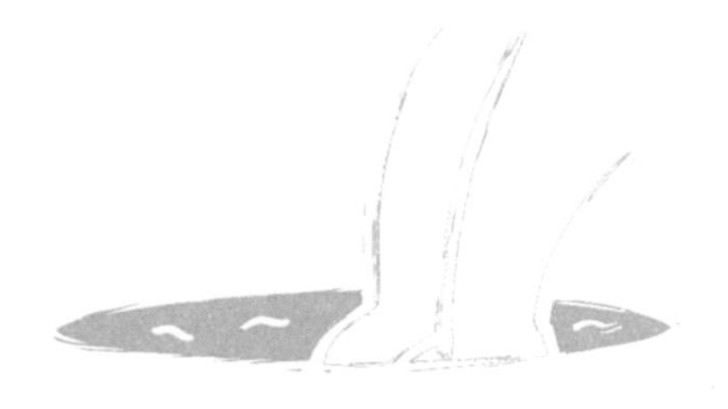

中藥泡腳

根據失眠患者主症、次症和舌脈等進行辨證論治，採用不同的治法與方藥，充分體現了中國醫學個體化治療的特點，選擇使用天然、低毒、價廉的中藥，可以多成分、多環節、多目的地綜合調節睡眠與覺醒功能。因病施治，安神祛濕；因人施治，一人一方。

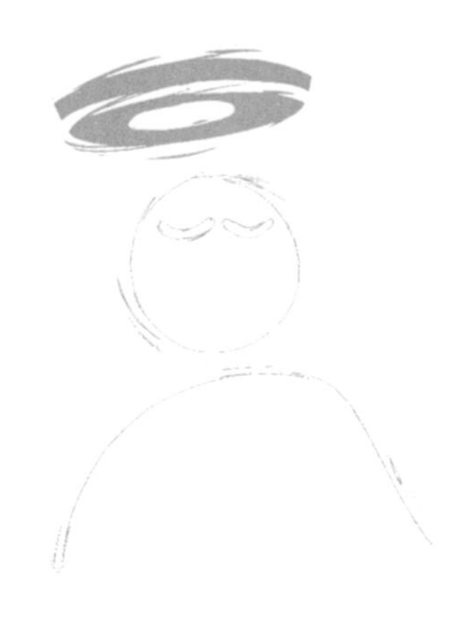

重複經顱磁刺激（rTMS）

重複經顱磁刺激（repetitive Transcranial Magnetic Stimulation，rTMS）是基於電磁感應與電磁轉換原理，用刺激線圈瞬變電流產生的磁場穿透顱骨，產生感應電流刺激神經元引發一系列生理、生化反應，從而改變刺激部位及與其存在功能連接部位神經元興奮性的一種治療方法。根據臨床研究並基於循證醫學標準，發佈了rTMS臨床治療方案推薦，針對的疾病種類包括：憂鬱症、疼痛、運動障礙、中風、癲癇、耳鳴、焦慮障礙、強迫障礙、精神分裂症、物質成癮和睡眠障礙等。

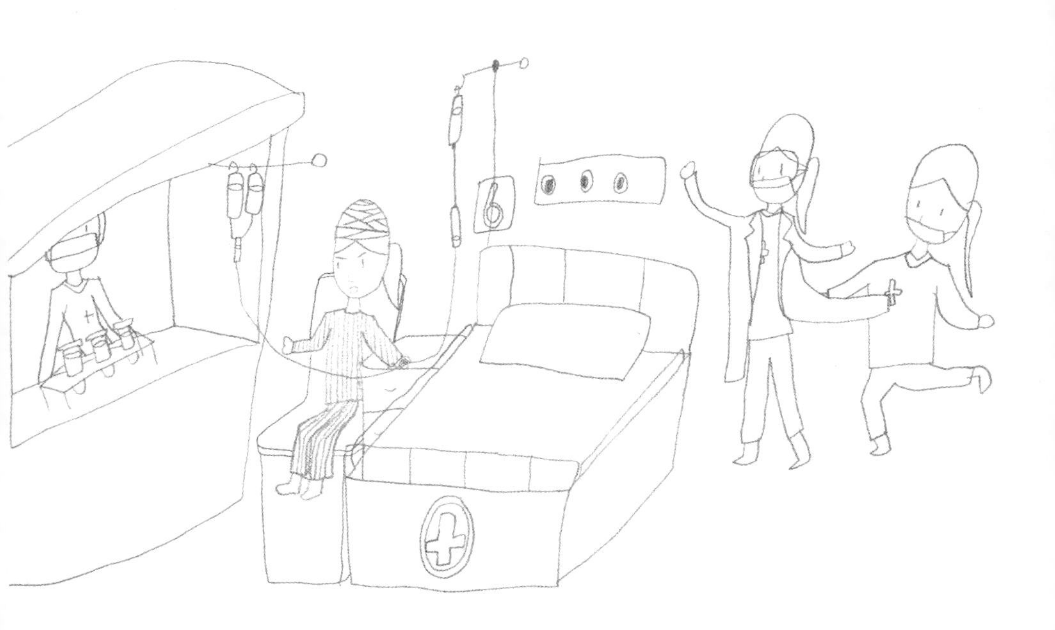

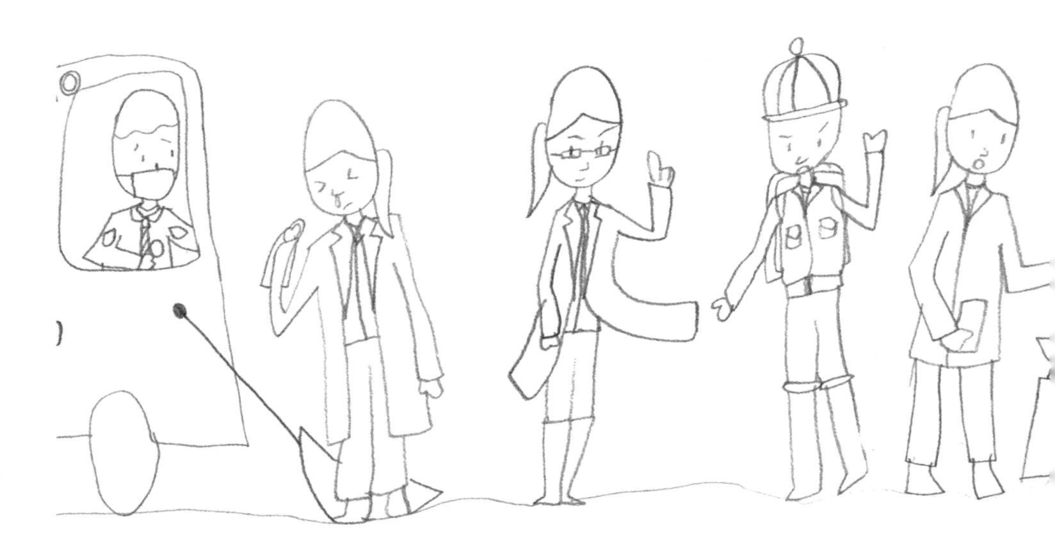

病房內外的故事

Stories inside and outside the ward

Chapter 4

醫生面對病人，相互的溝通顯得尤為重要。我會努力傾聽病人的訴求，與患者進行充分的交流，從中瞭解病人的病情、心理需求和期望。這不僅可以讓病人感到被關注和重視，而且可以幫助我更好地制訂治療計畫，更準確地瞭解治療效果。仔細聆聽患者的時刻，對於一名有覺知和責任的醫生來說，也是對自己的態度和行為進行反思的時刻。醫生的言行，往往會對病人產生非常重要的影響，如果我們的態度和行為不恰當，很容易導致病人的情緒波動和治療效果的下降。

也許是我的情感比常人更豐富，作為醫生，我常常會與患者產生共感。在我看來，共感，既是一種能力，更是一種態度。在醫學行業，醫生與患者共感，曾經一度成為一個頗具爭議的話題。因為我們每天要做大量的治療與看護工作，每當遇到患者向我們吐槽、抱怨，我們還有精力去跟他們共感嗎？在醫院裡長時間工作，見多了人間疾苦，共感這個詞漸漸被淡忘。但我認為，醫患溝通中當然需要共感，這是基礎。與患者共感，只要掌握好醫者的角色，情緒不被捲入，就是最佳的狀態，而且這種對患者的深入瞭解，對於治療方式的選擇也是非常有幫助的。

在治療的過程中，患者們總是有意或無意地跟我分享他們的人生悲歡。

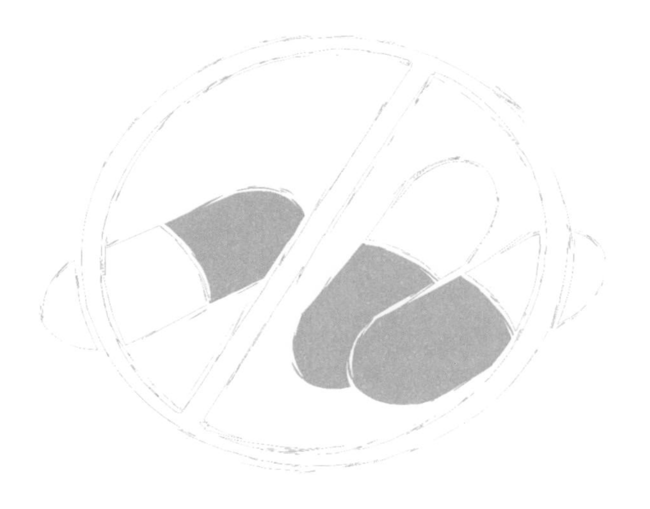

15歲，
種下失眠的病根

所有的父母總是祈盼自己的孩子一生順遂，在自己的能力範圍內，幫助孩子排除萬難，填平溝壑。但人生長路漫漫，且不說孩子終究要自己獨行，即使在父母陪伴期間，父母又有多少能力能幫他除去磨難。

曾經我就遇到一位 60 來歲的大哥，他看起來很內向，訥於言。越是這樣的人，內心的情感越是豐富細膩，卻又因性格，積累了很多的情緒能量無處抒發。

在他 15 歲的時候，遭遇了人生第一次大變故，種下了失眠這個毛病。直到高中畢業工作後，漸漸地社會風氣發生了變化，不再講究家庭背景，他的病才慢慢地好了。後來，他結婚了，跟妻子合不來，經常發生爭吵。他覺得自己在選擇伴侶這個問題上出了錯，很懊悔，就常常一個人生悶氣。這下又慘了，他又開始失眠了，但還不嚴重。

2008 年遇到的一樁大事摧垮了他，從此又開始了嚴重的失眠。

他的妹妹從他手中拿了 100 萬元用來買理財產品，結果被人騙了。得知這個消息，他崩潰了，一連幾個晚上睡不著，大汗淋漓，心絞痛；白天看見人，總覺得這些人在議論他；還有強迫症，一個勁兒地吞口水，停不下來，晚上根本沒法睡覺。家裡人把他送進身心科，在那兒住了半個月，被確診為憂鬱症。

當年的 100 萬元，當時能在他們家附近城市買上五間不錯的新房，可是事情已發生，想也沒用了。隨著時間的推移，他漸漸把這事放下了，叫自己別再去想，可是嚴重失眠的病根，也就這麼深深地種下了。

進口藥、特效藥，他全吃過了，可是都沒有效果。在親朋好友的關心與催促下，他去看中醫，天天熬中藥，弄得家裡全是中藥味，吃了上百服藥都不管用。他又在網上尋找各種偏方，價格很貴，吃了也完全沒有好轉。他花費將近 1 萬元，買了某種磁性治療儀，可是毫無作用，像這樣打水漂的錢，浪費得夠多了。

他的病根是 15 歲時種下的。那個時候擔心父親，擔憂家人，什麼事情都想，腦子停不下來。15 歲的年紀，算很小吧，沒有經歷過社會上的事情，不知道向誰求助，得不到幫助和安慰。從那個時代走過來的人，像他這樣的，覺得現在大家有吃有穿，就很公平了。

大哥所說的「病根」，讓我感觸良多。不管是他成年之後家庭的不和睦還是錢財的巨大損失，都如同 15 歲那年的境遇一樣，是每個人一生不可避免的挫折。你有你的「病根」，他有他的「病根」，正所謂不幸的人各有各的不幸。但這「幸」與「不幸」之間，也許是我們的認知所決定的。

如果我們是父母，就應該有意識地引導孩子走出困境。我們無法左右命運，但可以改變我們對所遭遇之事的看法。不抱怨，以最優化的方式去面對它。但很多人並沒有從父母那裡學會這項技能，或是父母自己都不會，這導致了很多人雖然長大，但是他的精神依然沒有成熟健全，就像一個孩子住進了成人的軀體裡。

每當遇到身陷童年陰影的患者，也許他們自己都不知道，如何讓自己軀體裡的「孩童」不再恐懼，讓自己的精神更加成熟。就像這位大哥，如果他儘早地處理了自己的「病根」，那他後來不管是與妻子不和還是投資失敗，都能平穩地度過。

治療的第一步，就是戒藥。在戒藥的過程中，他出現了多種戒斷反應，幾乎每一種都會導致治療的中斷。於是，每當一種戒斷反應出現時，我們就得應對，去消滅它。

不得不讚歎傳統醫學的神奇。每當需要對一種西藥進行減量時，總能根據患者的症狀，用中藥調配出適合他的方子，而且效果出奇的好。在此，也為中藥正名，並非中醫不能治病，並非中藥沒有療效，而關鍵在於是否真的對症下藥。

住進病房兩天，他的睡眠就好多了。在家裡，如果睡不著，他就躺床上，強迫自己睡，越是睡不著，越是在床上躺著。晚上 8 點多就躺在床上看電視、看手機，到了 9

點半趕緊吃藥，可是吃藥不管用。在這裡，白天進行睡眠限制，如果打瞌睡打得受不了了，就立即下樓去醫院的花園裡走路，不讓自己睡，不到晚上就不能睡。

面對各式各樣的病人，我不得不拓展自己的診療方法，中西醫結合，多方面調控。與此同時，加強對失眠患者植物神經的調節也至關重要。在這一系列的治療手段中，還不能讓他們嗅到「戰爭」的硝煙味。因為睡眠本身就是一件需要放鬆的事，所以面對那些壓力巨大的患者，醫生不得不刻意地「風輕雲淡」。

「老王，昨天睡得怎麼樣？今天有什麼不舒服跟我講哦。」

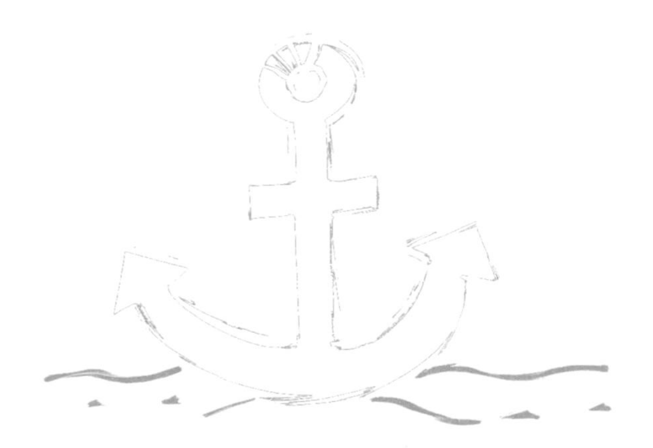

美麗的藝術家
也失眠

一天，我們診室來了一位美麗又極具氣質的女性，看起來 35 歲左右，但是，後來她填表登記時顯示，她已經 49 歲了。這讓我們科室的醫生與護士都很吃驚。

她向我們進行詳細的諮詢，問題包括治療方法、用藥、療程，以及別的患者的療效，如果她來治療，我們會採用什麼方案……甚至提出，能不能讓她進入病房跟住院的病人談談。

我爽快地答應了她的要求，讓助手帶著她進入病房。一個小時後，她如釋重負地走了出來，跟我們約好了來治療的準確時間。是的，我發現，她做什麼都要求達到「準確」。她內心需要那種絕對的掌控感。

後來，她跟我分享了一些個人在身體和心理方面的病痛歷程。她出生在一個普通的家庭。由於天資卓越，她很輕鬆地考取了美術學院，後來又到義大利學習多媒體藝術。從義大利回國後，她在 26 歲時做了一場大手術，43 歲又遭遇了婚變問題。從那時起，她開始失眠。

與此同時，她工作室的業務也陷入困境。她做事特別仔細認真，這就造成她思慮比較重。她為客戶提供的創作服務，往往要經歷一段很長很周密的準備期，覺得足夠完美才提交給客戶，然而拿到客戶那裡，客戶隨隨便便看上一眼，就把她的創意全推翻了。

此外，她是一個喜歡思考形而上學問題的人，她常常想：我是誰？我從哪兒來？要到哪裡去？而且一旦看到家人生病或離世，心裡就很痛苦，長時間無法從中擺脫出來。

這種種因素，令她的失眠日漸加重。

她很有代表性。她所代表的這一類病人，在導致失眠的因素中，心理因素占主要部分。一般來說，身體問題來自生活方式和心理，心理問題來自我們的認知觀。

她的床頭櫃十分乾淨，上面的東西擺放得特別整齊，因為病房裡不建議擺放鮮花，以防某些過敏原，她就在自己的床頭櫃上放了兩個立式畫框，裡面是顏色飽和度很高的抽象風景畫。

她是一位對自我要求很高的人。這種人，對環境和與之親近的人，要求自然也不會低。這就會對他人造成壓力，而且他們對環境和他人的情緒反應非常敏感。

我發現她穿衣打扮跟一般人不同。她沒有奢侈品，沒有佩戴首飾，沒有穿名牌服裝，但是她的穿著非常得體，讓人感覺非常舒服又好看。在穿衣打扮上，她能夠找到自己，活出自己，那麼別的方面，她同樣可以更加信賴自己，而不是像個孩子一樣渴求外在的積極回饋。對外在預期過高，就會失望。回到自己，找到自己，相信自己，才是人生的那個錨。

她很敏感，於是我們在她身上，運用了更多的失眠認知行為療法（CBTI），以及浮針治療，去改善局部血液循環，促進新陳代謝，激發自癒能力，疏通經絡，讓她的睡眠得到了改善，漸漸地擺脫了安眠藥。

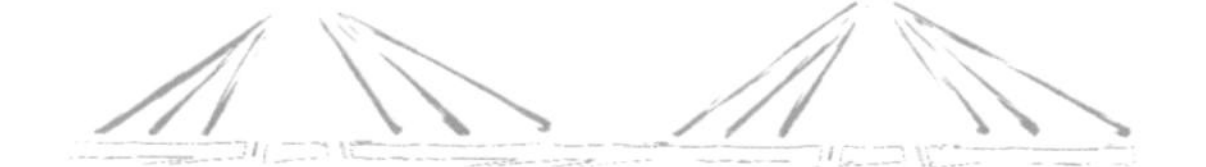

喜歡住院的
上海阿姨

「你怎麼又來了？」看見竇阿姨肩背手擰兩個大包迎面走來，我脫口而出。

「我喜歡住院呀。」竇阿姨答道，不好意思地笑笑。

醫生當然不能拒絕病人就醫，但是竇阿姨的睡眠基本沒問題了，何況我們的病床一直比較緊張。竇阿姨每次來住院，都是獨自一人，我們從來沒有見到過她的家屬，住院的幾天裡，也不見有家屬來探視照護。

竇阿姨今年 65 歲，虛胖，渾身無力，持續不間斷地服用安眠藥，已經有 12 年了。半年前，她第一次來就診，整張臉鬆弛浮腫，嘴唇發黑，眼瞼的水腫和變色特別嚴重。她決心戒除安眠藥，因為長期的便秘令她痛苦不堪。她告訴我，她失眠的由來和當中經歷的種種痛苦。

第一次徹夜失眠，是因為丈夫突然離世，那時候，她 50 歲出頭。夫妻倆感情極好，丈夫對她呵護有加，作為上海男人，「買菜、洗菜和燒菜」這些家裡的事幾乎全是丈夫包辦，家外的事，更不用說了，一點也不用竇阿姨煩心，丈夫都安排得十分妥當。竇阿姨說，自己太享福了，從來沒有想到厄運會降臨到自己頭上。丈夫剛離世的那段時間她幾乎不休不眠，淚流不止，眼看她就要倒下，家人敦促她去醫院就醫，醫生為她開了安眠藥，可惜她從此就離不開了。

兒子正值青春叛逆期，她卻對教育和管束這個不聽話的男孩無能為力，母子之間衝突不斷。每當此時，不由得又想起逝去的丈夫，兩淚漣漣，夜不成寐。隨著失眠的加劇，安眠藥升級也就順理成章了。

半年前，她第一次來我們麻醉睡眠科就診，因為長期紊亂的胃腸功能和嚴重便秘，讓她難以忍受。那次，我們對她服用的安眠藥進行減量時，她出現了嚴重的戒藥反應，於是我們使用普利斯德注射劑（一種麻醉鎮靜藥物），來針對她的戒斷症狀。這就像為她搭起一座橋，讓她安全地從此岸過渡到彼岸。果然，她的情況好多了。

除了胃腸功能紊亂和便秘，她還焦慮自己有罹患老年失智症的風險。為什麼有這種焦慮呢？因為她老忘事，一轉身，五分鐘之前放置的東西，也想不起來了。這讓獨居的她非常害怕：萬一忘記了關瓦斯和電磁爐，那該怎麼辦？

衰老的一個生理特徵是睡眠品質變差了，尤其是深度睡眠品質變差。科學家發現，深度睡眠的中斷，是導致認知和記憶能力衰退的一個不可低估的因素，它的最直接結果就是老年失智症。

經過第一階段的治療，竇阿姨的安眠藥減了一半的量，在她收拾東西，跟病友們告別時，我們提醒她，回家後一定要嚴格按照我們要求的去做。一段時間後，我們隨訪得知，隨著安眠藥的減量和睡眠治療的提升，她的胃腸不適與便秘都得到了很大的改善。接下來，竇阿姨又來住了兩次院，每次都是不請自來。她說，她喜歡住在這兒，跟各地來的病友聊聊天，跟醫生護士說說話。

在這個偌大的城市裡，65 歲獨居的竇阿姨是孤獨的。有時候，孤獨比疾病更難以面對和解決。疾病只是難題，孤獨卻是困境。

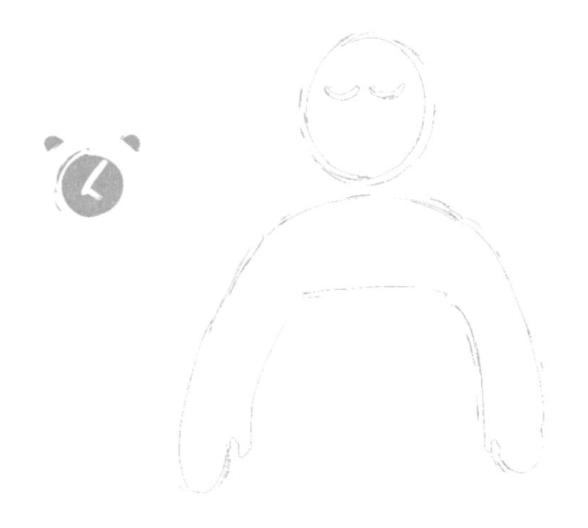

新冠之後的
失眠患者

新冠後失眠的患者，不在少數，一位來就診的 43 歲女性就是其中之一。

她的典型症狀是整夜失眠，每晚有效睡眠僅一小時左右，持續了一個月，造成了嚴重的體虛、乏力、體寒、大腦昏沉等症狀。在這期間，她開始服用安眠藥，但不知為何卻加重了病情。雖然晚間睡眠時間有所增加，但都是無效的淺睡眠，於是白天更加乏力和昏沉。去看中醫，也沒有明顯的效果。她的睡眠本來就不好，感染新冠病毒之後失眠加重，安眠藥就無效了。我直覺感到，她正在服用的那種安眠藥並不對症，這個處方不準確。我讓她試試停止服用安眠藥。

感染新冠病毒之後的恐懼心理，也部分地導致了她的睡眠障礙。另外，更重要的一個原因，有可能是在新冠治療的過程中，服用了一些發汗的西藥，這些都會耗傷人體的陰血。人要睡眠好，心要能藏血，肝要能藏魂；相反，人一旦陰血不足，就無法很好地養肝、養脾，人就會魂不守舍，與之相伴隨出現的症狀，就是煩躁、潮熱、交感神經過度興奮等等。正如中醫所說，陽無法收回，陰陽分離，陰陽不和。於是，睡眠問題出現也就是必然的了。

我們對這位患者進行浮針、中藥泡腳、失眠的認知行為療法（CBTI）三者相結合的療法。泡腳的方子，是針對她的一人一方。經過一週的住院治療，白天乏力、體虛的現象逐步消失，她整個人的精神面貌也肉眼可見地變好了。

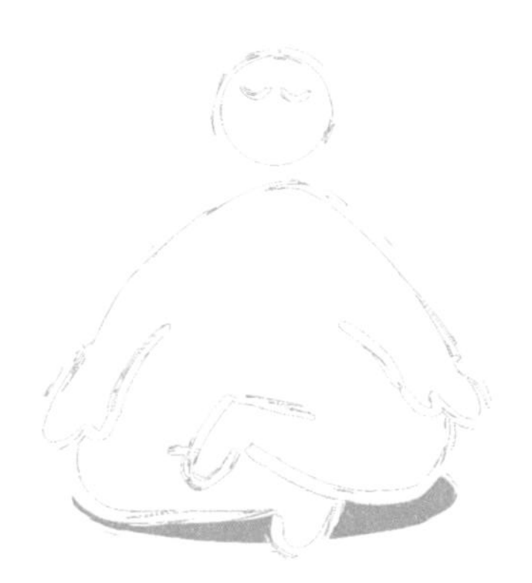

女人是家庭能量的
最大消耗者

她的失眠源於對女兒的擔憂。前些年，女兒小的時候，丈夫忙於工作而無法顧及家中事務，她就對孩子施壓。女兒第一次受到打擊是去學國際象棋，那位國際象棋男老師要求嚴苛，脾氣暴躁，女兒學習也不太出眾。有一次，女兒被這位嚴厲的國際象棋老師當眾數落，回家哭，連夜裡做夢也在哭。

國際象棋課很快就被退掉了。可是，從此之後，原本像個假小子的女兒卻變得自閉膽小起來，在學校裡也不跟任何人交朋友。每次需要參與活動，比如學校舞蹈隊選拔，簡單跳一下就行，可是女兒就是不願意。遇到任何事，女兒總是說：「不可能的，沒那麼簡單……」無論多平常的事，在女孩看來都困難重重。女兒還常常沒緣由地不去上學，在家裡一待就是幾天，把自己關在房間裡不出來，也不吃飯。

女兒的狀態讓她緊張又焦慮，也就是從那時開始，她失眠了，要靠安眠藥才能入睡。睡在旁邊的丈夫鼾聲如雷，她就更睡不著了。五年裡，她的安眠藥也從每晚睡前服一片，增加到兩片、三片，但是第二天起床後，仍然感覺身體很不舒服，頭暈、頭痛、四肢無力……一天下午，她去學校接女兒放學，一個人坐在車裡，她忽然想：

我這輩子都得吃安眠藥了嗎？面對生活，我就那麼無助嗎？如果我能戒掉安眠藥，那就等於向女兒證明：只要積極面對，很多事情都能解決，方法總比問題多。

前些年，網上有一段時間密集地吐槽「喪偶式育兒」，這個說法多數指的是在育兒中的「父親缺席」。東方人歷來就有「男主外，女主內」的傳統，在西方文化裡也一直把父親看作是養兒育女的局外人。父親承擔的是工具性的角色，比如樹立勤奮工作的形象，作為經濟上的提供者。不少男性認為自己作為一家之主，特別是經濟上的責任者，無須顧及瑣碎的家務，照顧孩子主要是女方的責任。在這種情況下，整日在瑣碎中忙碌的女性，就很容易孤立無援，有苦難言，甚至產生自我懷疑。

當然，女性既然當了媽媽，在缺乏援手的情況下，自然就會承擔更多。她們為了孩子，再苦、再累，也無法倒下、垮下，不但要照顧孩子的身體，還要照顧孩子的精神世界。母親是孩子的大地，也是孩子的天空；是大地就要夠穩定，是天空就要夠廣闊。這對任何一位母親，都是多麼高的要求啊！所以，我特別能夠理解這位中年女性的困境。應該對她進行什麼樣的治療，才能讓她迅速地建立起信心？

一般人會認為，應該為失眠患者提供足夠安靜的空間，他們才能睡得更好。但是，我們的大病房裡有 7 至 8 個床位，從來都是住得滿滿的。我們覺得，病友白天放下手機，面對面天南地北閒聊，相互分享與鼓勵，是極其必要的。何況，斷掉網路，好好聊個天，這件事在當下已經非常難得。

這位中年女性除了服用安眠藥之外，睡眠上還存在著一些惡性循環，比如，她一到晚上就躺在床上看手機，不自覺地想很多煩心事，而這些都圍繞著孩子。在網上查找跟孩子有關的各種資訊，這些資訊鋪天蓋地，真假難辨，氣勢洶洶地向她撲來，將她淹沒，最後導致她心浮氣躁，難以入眠。我們一一指出了她的睡眠壞習慣，並透過阻斷治療與中藥調理，為她調節出合理的睡眠系統，減掉了安眠藥。「過好自己的生活，孩子一定會看到，因為你是孩子仰望的榜樣。」她出院時，我對她說。那一刻，她的眼睛裡有無數的星星在閃。

失眠是
職業病的一種反應

Y 先生是一位長期輪夜班的人，一週差不多要上三天夜班。他 40 歲出頭，在一個網路服務公司的設備組工作近 10 年，長期夜班引發了高血壓。我們知道，正常人體的血壓是可以自身調節的，一般是白天血壓高，夜晚血壓低，但是 Y 先生的夜晚血壓竟然接近於白天血壓，而且 24 小時平均血壓超過 130/80mmHg。與之相隨的，是長期熬夜帶來的睡眠障礙，夜晚上班交感神經興奮，早上下班回家應該睡覺，卻睡不著。有時很睏，倒在沙發上能睡兩三個小時，要是上床去反而毫無睡意。睡眠剝奪、睡眠時間嚴重不足，導致他血壓升得更高了。體檢時還發現，Y 先生的尿酸偏高，肝功能也不太好。

幾年前，Y 先生在同事的介紹下，開始服用褪黑激素。起初一段時間，褪黑激素對他的確有效，白天他能好好地睡上幾個小時了。還沒等他高興多久，睡不著的現象就重現，褪黑激素宣告徹底無效。

在這裡，我們不得不先說一下褪黑激素。近年來，作為一種「助眠劑」的褪黑激素進入了大眾的視野，很多品牌還聲稱全天然，於是一些失眠的人就轉而尋求褪黑激素的幫助。

褪黑激素，本是動物和人類自身分泌的一種激素，它負責調節睡眠節律，讓人們日出而作、日落而息。大腦靠近眼睛的地方是神經集合的區域，叫作「視交叉上核」，每當暮色四合，人類的眼睛接收到的光線大幅減少，視交叉上核的活躍度就會下降，人體重要的神經內分泌器官——松果體，就會開始合成和分泌褪黑激素，讓人感到睏倦，發出睡眠的訊號。

臨床試驗證明，褪黑激素對於焦慮引起的失眠，以及由於身體機能導致的長期失眠，並不會有什麼作用。但是可以讓那些工作三班顛倒的人，白天睡得香甜。同時，褪黑激素也有耐受性，吃久了，效果就不大了。而且長期過量服用褪黑素，也會帶來一系列副作用，比如頭暈、頭痛、噁心、情緒不穩定等，跟安眠藥的副作用極其相似。Y 先生的到來，為我們出了一道難題。

我們麻醉睡眠科治療的都是夜裡睡不著的人，這下來了個夜裡不准睡的人。我們麻醉睡眠科的宗旨，是戒除安眠藥。於是，我們打算從中醫入手。很顯然，Y 先生的身體出現了明顯的陰虛陽亢、肝火旺、肺部虛損等現象，我們運用中醫滋養肝腎的方子，對他的身體進行調理。好在出院後不久，Y 先生告訴我，他換了一個工作，居委會招聘時，他去應聘了，現在成了一名社區工作者，而且待遇也還不錯。

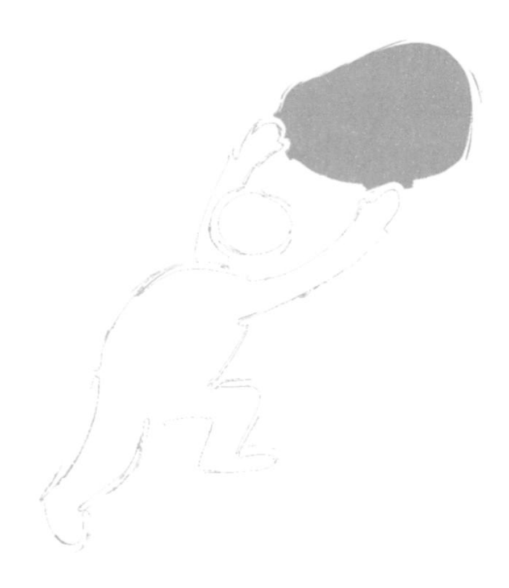

因害怕考試
而失眠的國中生

「我這小孩日夜顛倒不是一天兩天了，從三年前的疫情開始，斷斷續續到現在。後來疫情結束了，她是人為地拖延上床睡覺的時間。一開始，我對她這個狀態很生氣，我去搶她的 iPad，她大哭大鬧……後來沒辦法，我投降，我求她，她總算在晚上 12 點之前去睡了。她自己也感覺到晚上睡覺比白天睡覺身體更舒服，也願意把自己的睡眠調節正常，但並不是每一天都能如願，很多時候她的睡眠調節不過來。當調節不過來的時候，她就焦慮、煩躁。昨天早上，她把牛奶、粥碗、碟子全揮到地上去。」這位 40 歲左右的母親說著說著，眼眶就紅了。

站在我面前的是她 12 歲的女兒，今年國一，卻瘦瘦小小，像個小學生。小女孩說，只要一想到白天要上數學課，還有別的科目的考試測驗，她就焦慮冒汗，心煩意亂，夜裡一兩點也睡不著，到了早上頭昏腦漲，起不了床。小學時，她曾經是優等生，上了國中之後，她忽然莫名其妙地害怕自己考砸了。她感覺，所有人都在看著她。

這是一個人類共通的心理現象。英國《發現》雜誌刊載，由於因為害怕失敗，很多人懶得去嘗試，於是，這個世界上便有了無數沒有寫成的歌曲和書籍，也有了無數因為害怕失敗而一事無成的運動員和藝術家。我們完全可以想像，那些職業運動員或音樂家為了表現得足夠好，不讓觀眾對他們失望，所感受到的壓力。

這種害怕失敗的心理，被科學家稱為「損失厭惡」（Loss Aversion）。損失厭惡，是指在一個人的心目中，潛在的損失比可能的收益更重要。對失敗的恐懼，會促使人們停止追求自己的夢想。

這種狀況，在一位運動員的身上，不僅表現在比賽的時候，也在平時的訓練中有所表現。他們更容易產生職業倦怠，而這又會導致他們放棄曾經熱愛的運動。

害怕失敗的學生也一樣，他們會患上嚴重的拖延症。他們拖延，並不是因為想要先出去玩，而是想晚點再做手頭上的事。晚點再做的心態，實際上是規避失敗的一種策略。還有一種情況就是，學生對完成某項學習任務沒有信心或能力時，他們就會拖延時間。這背後的心理機制總是被家長忽略，覺得是孩子們太懶惰。說到底，還是因為壓力，這個小女孩同樣如此。

小女孩的失眠，其實是精神心理問題的一種表現。於是，我們建議這位媽媽，給小女孩找一位專業心理醫生，對其進行心理疏導，最好能透過淺催眠等心理學方法，解決她深層的心理問題，以緩解失眠症狀。我們為小女孩選擇物理性的重複經顱磁刺激治療，透過磁場產生生物電，作用於大腦皮層表面，改善興奮與抑制平衡。選擇性的刺激左右大腦半球，達到對憂鬱、焦慮及睡眠的雙向調節。沒有形成安眠藥依賴的孩子，加之本身陽氣很足，心理治療之後心情舒暢，胃口就好，治療療效也就更快地反映出來。

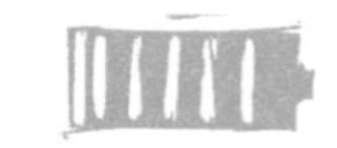

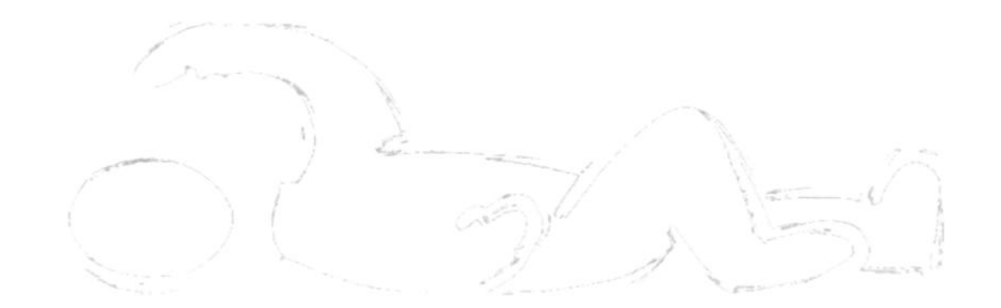

失眠
導致了他退出競爭圈

有一位母親陪兒子來治失眠。母親 65 歲左右，兒子 45 歲，他們來自膠東半島。這位母親是一位農婦，多年日曬雨淋，皮膚黝黑，穿著廉價的化纖服裝。兒子穿著品質很不錯，戴著眼鏡，很斯文，一看就是受過高等教育的。護士讓母親去簽字，她害羞地說，自己連名字都不會寫。後來，兒子來填表，卻寫得一手漂亮的好字。

母親特別愛說話，見誰都聊天，醫生護士、病友都被她追著聊。她喜歡打聽別人的事，你從哪兒來，為什麼睡不著，做什麼工作……然後跟別人談她兒子的事。每當這時候，她都會遭到兒子的白眼，但並沒能制止她傾訴的強烈渴望。

這位 45 歲的兒子，從武漢一所著名的大學畢業之後，在北京一家有名的報社當記者，不知為什麼，前年年初從北京回到膠東老家，就再也不回北京了。起初，父母還以為他回來探親，暫時住些日子，沒想到他一住就住了近兩年。村裡人七嘴八舌地在背後笑話著，曾經被眾人仰慕的大學生、文化人回老家「退出競爭」了！

父母沒有文化，從兒子認字開始，就不懂他的事，現在雖然心裡急，但也不好開口問，只得每天做好三頓飯伺候。但是到了早餐時間，兒子卻還在屋裡睡覺，有時晚飯時也還在睡覺。老倆口覺得不對勁，擔憂之下，兒子才跟他們說，自己夜裡睡不著，嚴重失眠。後來，這位兒子跟我談起他的工作和生活，講到在北京工作的報社，早在數年前就因為紙媒走下坡路而倒閉了，後來他蝸居在北京靠寫網路文學維生，異常艱難，也就是這一段寫網文的生活，讓他患上了嚴重的失眠。後來，網路文學難以為繼，真正賺到錢的幾乎是千里挑一，靠這個無法養活自己，甚至連房租都繳不起，還欠了朋友一些債。無奈之下，他逃回了膠東老家。他也想，回到老家不再寫作，規律作息，戒菸。可是回來一年多，他的失眠症並不見好，竟越來越嚴重了。

這些年興起了一個詞，叫作「退出競爭」。其實，古人把這稱為「歸隱」，退出競爭的人被叫作「隱士」。古代人隱士，是主動追求修齊治平；而現代人退出競爭，多是面對過度競爭現象的無奈之舉。所謂退出競爭，就是癱倒在地，不再熱血沸騰，不再渴求成功，而是選擇一種最節能的生活方式，看起來無欲無求、妥協放棄，實際上有很大一部分原因是想要逃離競爭。

我能夠理解這位男士。逃離競爭，不一定就做不了事，也許是看清了真實的自己，重新選擇一種更為適配的人生。另外，身體不佳，能量不足，尤其是嚴重的失眠，也導致了他選擇這種方式。看得出來，他非常孤獨，長期獨自一人閉門寫作，同性朋友很少，異性朋友更是沒有。

透過把脈，我發現他肝鬱氣滯，肝氣不舒暢，另外還有氣血虧虛，心神失養的症狀。中藥泡腳、超音波引導下星狀神經節阻滯、浮針筋膜鬆解、重複經顱磁刺激等治療手段，在這樣的患者身上有很明顯的療效。很重要的原因之一是，在此之前，他的安眠藥服用量還不夠大。

「出去走路，不要老在家坐著、躺著。」母親常常對他嘮叨。這位母親雖然大字不識一個，卻有著簡單樸素的認知。

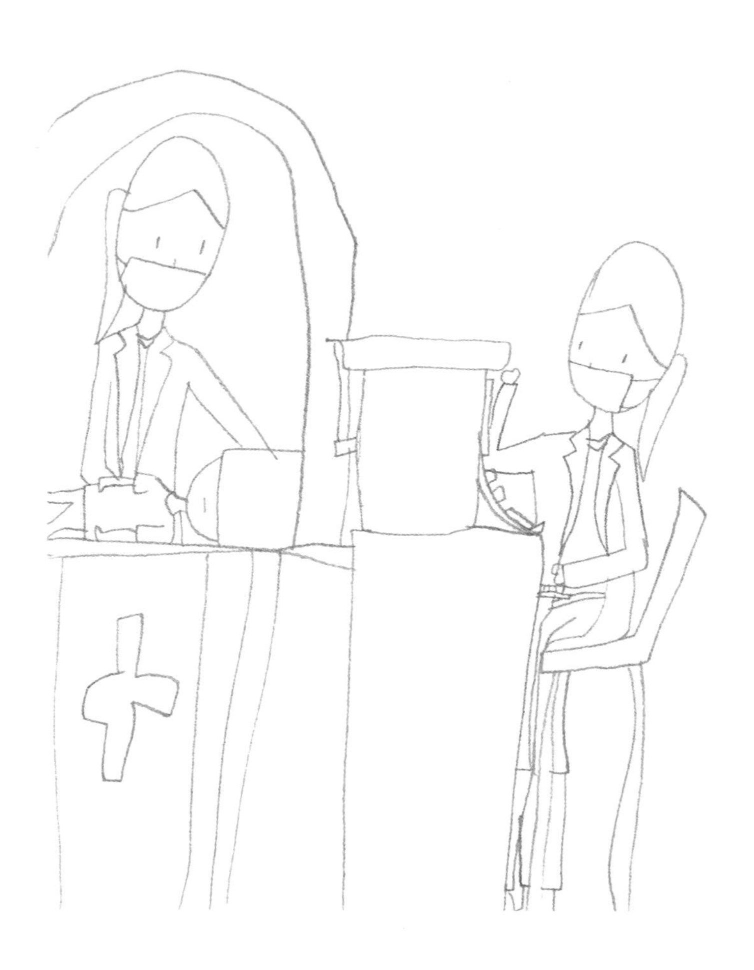

現代生活方式成了睡眠的殺手

Modern lifestyle has become a sleep killer

Chapter 5

不知你們是否認可以下觀點：眼下的生活方式影響了我們的睡眠，不良的生活方式扼殺了我們的正常睡眠。

2023 年 6 月 28 日，美國總統拜登離開白宮赴芝加哥時，臉頰上可以看到綁帶留下的勒痕。隨後白宮稱，為治療睡眠呼吸暫停症候群，拜登最近正在使用 CPAP 呼吸機。白宮發言人員茨在一份聲明中表示，拜登自 2008 年以來就患有這種病症，前一晚使用的 CPAP 呼吸機，這對有這種病史的人來說很常見。另據一位匿名知情人士透露，拜登使用 CPAP 呼吸機是最近才開始的。可見，即使名人也難逃睡眠困擾。

且聽我詳細地跟大家介紹，生活方式如何影響了我們的睡眠，我們應該怎樣透過鍛鍊、日照及其他眾多因素來改善睡眠。本章中的許多練習不僅會改善你的睡眠，也會從根本上顯著改變你的生活。透過這些練習，你將會活得更長壽、更健康、更快樂，你也將擁有更健康的形象與更好的生活品質。

透過鍛鍊改善睡眠

久坐生活方式的後果

遠古時期，我們的祖先們為了生存，每天都要進行打獵、採集食物等體力勞動。在人類進化的後期，日常的身體活動演變成了種植和收割莊稼。

然而，放眼當下，我們的身體活動已經急劇減少。雖然原因多種多樣，但室內工作環境、電腦、省力的設備、汽車、電視機才是主要因素。這些現代技術的目的在於讓生活變得更加舒適。我們不是坐在桌前，就是坐在車裡或電視機前。雖然我們進化的目的並不是坐在沙發上享受，但許多人甚至都不想站起來轉換電視機頻道，也不想自己做飯，只動動手指用外賣來解決吃飯的問題。

儘管大家都意識到了靜坐生活方式的害處，但缺乏運動的現象仍然十分普遍，至少 25% 的成年人缺乏運動、體重超標（兒童的資料也十分驚人）。因此，有相當大比例的人有慢性健康問題，如心臟病、高血壓、糖尿病以及一些癌症，這些問題都與缺乏運動和肥胖直接相關。不足為奇的是，有這些健康問題的人，英年早逝的風險也明顯較高。其中也不乏各界名流因此而早逝。

鍛鍊的好處

如果慣於久坐的成年人採用更為活躍的生活方式，參加更多的體育鍛鍊，那他們在身體上和精神上都會廣泛受益，益處包括：

· 體重減輕、外表更佳、體態更健康；

· 焦慮、壓力、憂鬱感減少；

· 情緒和精力有所改善，幸福感增強；

· 自尊心、自信心、自我掌控感增強；

· 更加健康、長壽，生活品質更上一層樓；

· 病痛減少。

經常鍛鍊身體可以改善心血管功能、骨密度、免疫功能，降低血壓和膽固醇，對你的身體大有裨益。有運動習慣的人患冠心病、高血壓、糖尿病、骨質疏鬆症、肥胖症、腰背疼痛和直腸癌的可能性較小。

鍛鍊也能改善心理機能，是你宣洩體內過多緊張感的出口，為你釋放憤怒與焦慮提供了健康的管道。鍛鍊也有鎮靜的功效，比許多抗焦慮藥物更能有效地減少焦慮。研究發現，鍛鍊後 5 至 10 分鐘內，鎮靜功效就會出現，且至少會持續 4 個小時。因此，經常鍛鍊的人患焦慮症、憂鬱症等心理疾病的可能性較小。

對於有憂鬱症的患者而言，鍛鍊是有效的治療方式。有一項研究發現，有輕度至中度憂鬱症的患者剛開始鍛鍊時，一週內就能感到病情有所好轉。久而久之，他們比那些接受短期或長期心理療法的輕中度憂鬱症患者進步更明顯。鍛鍊也會增強自信心，改善情緒。鍛鍊的人往往自我感覺更良好，對自己的身材也更加自信。此外，因為鍛鍊可以改善外觀，所以他人對你的讚美也會進一步增強你的自信心。

鍛鍊對身心有如此廣泛的好處，如果它是一種藥物，那肯定是醫生最常開具的藥物。證據當前，人們似乎認識到了鍛鍊的重要性，但令人費解的是，仍有成千上萬的成年人維持著久坐的生活方式。

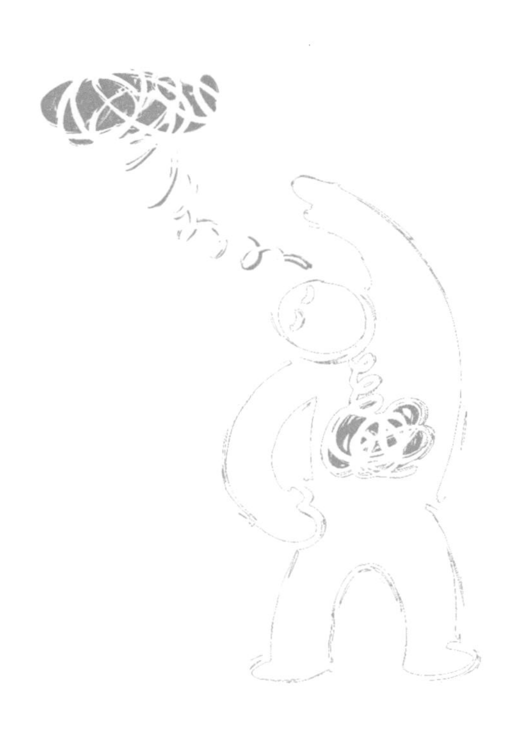

鍛鍊是有效的治療方式。

鍛鍊是睡眠助手

在鍛鍊的研究中，有兩項發現與失眠患者緊密相關。

第一，失眠患者比睡眠良好者更習慣久坐的生活方式。缺乏運動會阻礙日常體溫的升降節奏，引起失眠。因此，許多人受困於失眠、精神不濟、鍛鍊減少直至失眠加劇的惡性循環之中。

第二，鍛鍊可以改善睡眠。鍛鍊時，體溫會明顯升高；鍛鍊後幾個小時內，體溫會持續回落。這種體溫節奏會讓你更容易睡著，睡得更安穩。

睡前 3 至 6 小時活動筋骨最有助於睡眠，而睡前 3 小時內運動則會讓你更難以入睡，因為運動後，你的體溫可能會居高不下。

鍛鍊也會對身體形成一種壓力，為了抵消這種壓力，大腦會增加深度睡眠，間接改善你的睡眠。因此，我們在運動後，往往會睡得更熟、更香。同時，人們白天常常在戶外運動，日曬的機會更多，這也有助於睡眠。後面我們會簡要談談日曬究竟是如何影響體溫節奏，從而改善睡眠的。

另外，史丹福大學醫學院以 55 至 75 歲缺乏運動且受失眠所擾的成年人為調查對象，研究了運動對睡眠模式的影響。研究人員讓這些受試者每隔一天在下午鍛鍊 20 至 30 分鐘，可以散步、做低強度的有氧運動、騎固定式自行車。那結果如何呢？最後，他們入睡需要的時間減少了一半，睡眠時間增加了 1 小時左右。

身體活動與高強度運動

既然運動有這麼多好處，為什麼成年人很少運動呢？原因有很多，比較常見的原因主要有：

「我忙得沒時間。」「我討厭出汗，一出汗，全身都不舒服。」「運動太無聊、太費事了。」「天氣不好。」「我不喜歡運動。」

可能人們不運動主要是因為他們對運動存在誤解。在他們看來，運動是讓人汗流浹背、精疲力竭而且折磨人的體力活動。這種想法一部分是因為他們過分強調高強度運動的重要性，誤認為每週必須要有 3 至 5 次、每次 20 至 30 分鐘的高強度運動，這當然會讓許多人打退堂鼓。

經科學論證，不只是高強度運動，中等強度的運動也對身體大有裨益。有專家提出了一種更溫和、更簡單的每日運動指南，鼓勵成年人養成並保持運動的好習慣。該指南建議人們經常做些中等強度的運動，每次至少 30 分鐘。運動形式可以是一些日常活動，如洗車，放棄乘坐電梯而改爬樓梯，或者不開車而改騎自行車。這些活動可以分小段進行，只要每天活動時間達到 30 分鐘就行，這足以讓你消耗 200 卡的熱量。無論你運動的強度如何，總之運動量比運動強度更為重要。

再告訴你一個好消息：你不用靠加入健身俱樂部，請明星教練，做有氧運動或出一身汗來強身健體。

以下是一些中等強度的運動：

· 做家務、大掃除、用非坐式割草機除草；

· 修理或粉刷房屋、整理花園、掃落葉；

· 爬樓梯；

· 和孩子玩耍；

· 洗車、擦窗戶、拖地；

· 推嬰兒車出門；

· 每小時快步走 4 至 5 公里；

· 騎自行車遊玩或出行；

· 玩桌球或雙人網球；

· 打高爾夫（自己扛球杆或提球杆走）、釣魚、划船。

以下是一些強度更高、對身體更有益的運動：

· 快速步行上坡或有負荷地快步走；

· 手動除草或移動傢俱；

· 背著包徒步遠行一天；

· 跳舞或快騎自行車；

· 用力游泳；

· 打籃球、網球單打、跑步；

· 打壁球、滑雪、在跑步機上運動、爬登山機；

· 有氧運動或越野滑雪。

專家一致認為，大多數成年人在開始中等強度運動計畫前，不需要諮詢醫生，但最好先開始短時間的低強度運動（每週數次），然後逐漸增加運動的時間和頻率，以此循序漸進地增加運動強度。

如果你有慢性健康問題或打算一開始就進行強度較高的運動，應該先請醫生制訂出一個安全、有效的運動計畫。高強度運動的前後，你都應該做幾分鐘的伸展運動，放鬆肌肉，減少肌肉損傷。

如何運動才有效？

除了重視中等強度的運動外，以下指南也能助你養成並保持運動的習慣：

· 選擇你喜歡且能給你滿足感的活動，因為某些人喜歡的活動對於其他人來說可能是酷刑，有人喜歡一邊運動、一邊聽音樂或看電視，以此增加運動的樂趣；

· 將身體活動和鍛鍊當作暫時逃離日常工作的機會，你可以利用這段時間關注當下以及你周圍的事物，忘卻過去、未來與煩憂；

· 將注意力放在運動本身而非你的表現上，例如散步時不要在乎你走得多快或多遠；

· 嘗試不同的活動與鍛鍊形式，選擇越多，就越不會感到無聊；

· 避免使用省力的機器，如乘坐式割草機、遙控器、電鋸等；

· 與家人或朋友一起鍛鍊，你不但能獲得更多的支持和鼓勵，而且能與親朋好友共用幸福時光，全家一塊兒騎自行車就是一個很好的點子；

· 你要知道，你偶爾也會不能運動，比如你生病、受傷或身體不適的時候；

· 在天氣酷熱或極冷的時候，你就轉移到室內運動或調整運動時間。在冬天，許多人經常會到購物商場散散步，以此強身健體。現在，很多商場一般很早開門，想要散步的人可以趁購物潮還未開始前，在商場快步溜達一圈，再開始新的一天。此外，商場都有裝空調，所以也是炎炎夏日中運動的絕佳場所。

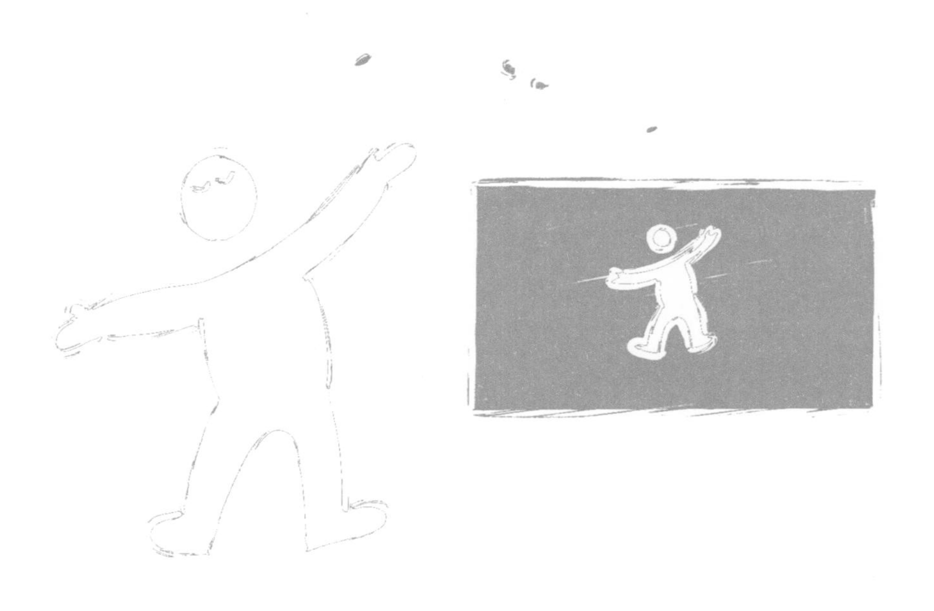

不只是高強度運動，中等強度運動也對身體大有裨益。

不能運動？那就泡個澡吧

許多研究都證明，跟運動一樣，熱水澡也會引起體溫的起伏變化，從而讓人更容易入睡，睡得更安穩。因為低的體溫有助於我們睡眠，有助於褪黑激素的釋放。這並不難理解，失眠的人都知道，夏季比冬季更難入眠。洗澡水一定要是熱水，而且這個熱度在時間上一定要能保持 25 分鐘左右。此外，泡完熱水澡後，體溫降得比運動後更快，所以你要在睡前兩個小時泡澡。如果泡澡時間與睡覺時間太接近，你會更難入睡，因為體溫可能還是太高。

雖然熱水澡有助眠功效，但效果卻亞於運動，因為熱水澡引起的體溫升降幅度不及運動。然而，泡熱水澡確實是睡前放鬆的好辦法，而且在你不能運動的時候，它也是代替運動的好選擇。

活動大腦

要想睡得好，我們不僅需要鍛鍊身體，而且需要活動大腦（但不是在睡覺的時候）。無聊感會降低睡眠欲望，引起失眠，因為大腦沒有受到任何刺激。一些人為了擺脫無聊，在床上待更多的時間，但正如我們之前所談到的那樣，這只會導致失眠。

要想緩解無聊的感覺，就不要當個「沙發馬鈴薯」，整天在家裡坐著看電視。

你可以去上課、學電腦、發掘新愛好或參加新活動、讀書、旅遊、社交等。研究證明，精神和智力上的刺激會增加睡眠欲望。當然，你的生活也會增添一些刺激！

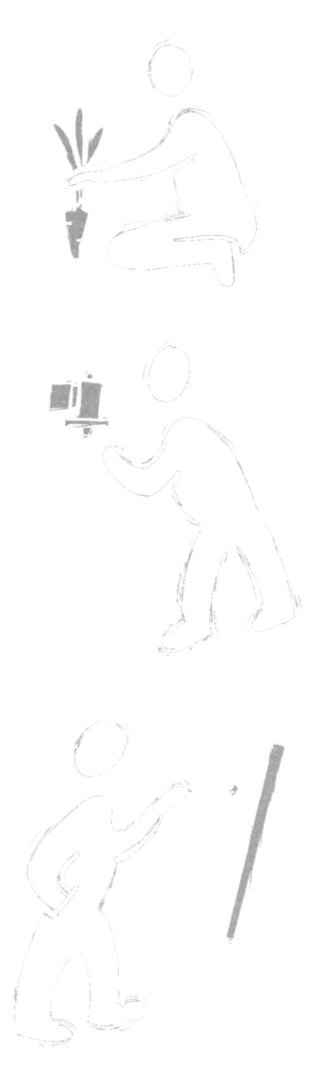

精神和智力上的刺激會增加睡眠欲望。

照射日光，可以改善睡眠與情緒

日光與睡眠的關係

我們已經知道，光暗交替對褪黑激素（大腦自然分泌的激素）的影響會直接作用於睡眠和體溫。接受日照時，褪黑激素分泌的水準會下降，證明體溫即將升高，促使人進入清醒狀態。反之，黑暗降臨時，褪黑激素分泌的水準會上升，體溫會下降，促進睡眠。

想一想，幾乎在人類整個演化過程中，我們都是在打獵和採集，感受光明與黑暗的自然交替：白天接受太陽光的照射，黑暗降臨之後休息。然而，隨著現代技術的出現，陽光與黑暗對我們的影響已經明顯改變。研究證明，無論住在哪裡，人們每天接受日照的時間僅有 1 小時。夜晚的城市燈火通明，這意味著許多人也不再觸及真正的黑暗。

我們接受如此少的日照量，主要是因為大多數人都是在室內工作。一間光線充足的房間大概有 500 米燭光（1 米燭光相當於一支蠟燭發出的光亮），而夏天日出時的光照強度為 1 萬米燭光，正午則為 10 萬米燭光。相較之下，對於大腦來說，在室內度過一天與在黑暗中度過一天無異。

由於我們較少接觸明亮的自然光與真正的黑暗，所以褪黑激素的分泌與體溫節奏也隨之改變，使睡眠問題更為嚴重，這也解釋了為什麼 90% 的盲人都有睡眠問題。同樣，缺少日光照射也會影響白天的情緒、精力與思維敏捷度。例如，研究證明，在白晝最短、日照最少的冬天，人們的情緒與精神最差。此外，冬天日照較少的北緯地區，人們更容易產生季節性情緒失調，出現憂鬱與失眠問題。的確，一些科學家認為，缺少日照可能會產生普遍性的情緒失調。正因為缺少日照可以影響情緒，使失眠對於白天的影響更加難以應對。

因此，每天儘量多接受點日照可以減少起始失眠以及清晨過早醒來的情況。我們已經知道，起始失眠是由於體溫在夜晚下降過晚造成的。由於光照會促使體溫上升，起始失眠患者可以多接受點清晨的日照，讓體溫上升、下降的時間提前，這樣一來就會更容易睡著。你可以運用以下的基本方法增加日照量：

· 一覺醒來後，立即拉開窗簾或百葉窗；

· 靠近有陽光的窗戶吃早餐；

· 早上不要戴墨鏡；

· 清晨出去散散步。

與起始失眠患者的情況恰好相反，清晨過早醒來的人往往表現為早上體溫過早上升。許多研究證明，增加傍晚日照量可以推遲體溫節奏，讓體溫不至於過早上升，這樣可以減少清晨過早醒來的情況。增加傍晚日照量的簡單技巧包括：

· 在一天稍晚的時候，儘量避免戴墨鏡；

· 下午晚些時候散散步；

· 日落前 1 小時，坐在窗戶旁享受落日的餘光；

· 等到夜幕降臨的時候再拉上窗簾。

既然明亮的日光會讓你精力更充沛、思維更敏捷，你可以利用喝咖啡或吃午餐的空暇時間到外邊走走，接受更多日照。這樣一來，你或許能更好地應對前一晚失眠對白天的影響。

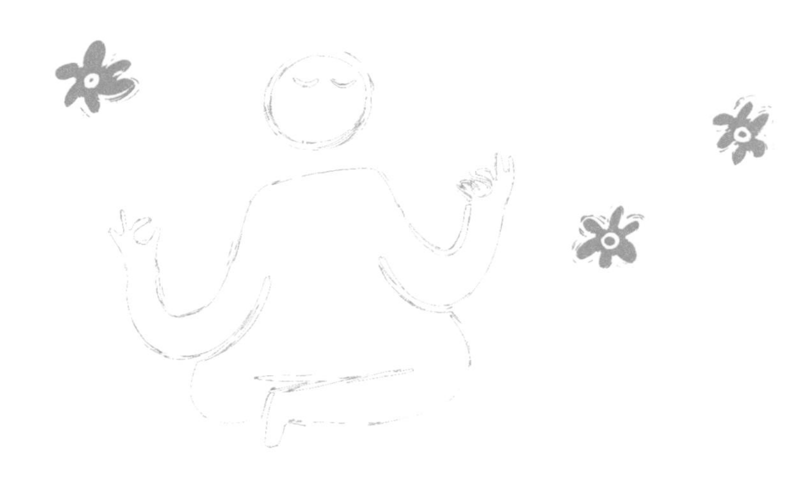

利用喝咖啡或吃午餐
的空暇時間到外邊走走，
接受更多日照。

咖啡因、尼古丁與酒精如何影響睡眠？

咖啡因：社會的興奮劑

咖啡因是世界上使用最廣泛的藥物。你一般會在咖啡、茶飲和可樂中發現這種興奮劑，它會加快腦電波運動、增加心跳速率、升高血壓，從而讓大腦保持清醒，緩解疲勞。這種興奮劑效應在短短 15 分鐘內就能出現，可持續至少 6 小時，所以也會影響睡眠。因此，如果失眠患者靠咖啡因來消除下午或傍晚時的疲憊，就會陷入興奮和失眠的不良循環中。

咖啡因會引起日間焦慮的症狀，如緊張、易怒、顫抖、手心發汗等，也會導致夜間尿頻，從而影響睡眠。此外，我們馬上就會瞭解到尼古丁也是一種興奮劑，所以，既抽菸又喝咖啡的人要想睡著或睡安穩可謂難上加難。

咖啡因的刺激強度因人而異。有些人天生就能抵抗咖啡因的效力，晚上喝兩杯咖啡後仍然可以睡著，而有些人下午只喝了一杯咖啡，晚上就很難睡著。失眠患者的睡眠系統過於敏感，所以他們攝入咖啡因後，更有可能會有睡眠問題。上了年紀的人也是如此，因為他們體內的咖啡因代謝速度更慢。

大量攝入咖啡因也會引發依賴性與戒斷症狀，讓人頭痛、焦慮、煩躁與失眠。一杯 200 毫升的咖啡平均含 110 毫克咖啡因（相比之下，一杯茶或 360 毫升的軟飲僅含 50 毫克），但現在咖啡店都是按每杯 300 毫升的量賣。這意味著，如果你一天喝三杯咖啡，那麼你攝入的咖啡因可能就超過了 500 毫克。久而久之，咖啡因引起的依賴性和戒斷症狀會干擾你的睡眠。

難道失眠患者應該完全戒掉咖啡嗎？也許不必，因為早上喝一兩杯咖啡不大可能會影響晚上的睡眠。可是，既然咖啡因對某些人的刺激作用可能會持續 6 小時以上，而且對那些咖啡上癮的人而言，咖啡因的戒斷效應持續的時間更長，那午餐後就應該避免喝咖啡。

如果你覺得自己對咖啡上癮，可以嘗試著在含咖啡因的咖啡中加入脫咖啡因咖啡（脫咖啡因咖啡實際上也含有 2 毫克的咖啡因，但不足以影響睡眠），逐漸減少咖啡因的攝入量。這種逐步減少咖啡因攝入的方法可以抑制戒斷症狀，如頭痛、神經過敏、失眠，也可以減少日間焦慮和尿頻造成的起夜。

除了咖啡、茶、飲料外，以下食物和藥物中也含有咖啡因，如：

· 霜淇淋、優酪乳、可可粉、巧克力等食物；

· 一些鎮痛藥，如普拿疼、阿斯匹林；

· 一些處方頭痛藥；

· 許多減肥藥、感冒藥。

最後注意一點：防止你的孩子在下午喝含咖啡的飲料。孩子喝一罐可樂就相當於成人喝四杯咖啡。孩子喝完後，晚上可能會睡不著。

尼古丁與睡眠

一說到藥物濫用，人們通常就會想到毒品，如海洛因、可卡因。實際上，尼古丁比毒品更容易讓人上癮，而且帶來的社會成本更高。尼古丁堪稱國家化學品依賴性的頭號問題。

吸菸導致的死亡率也高於吸毒，而且心臟病、肺氣腫、高血壓、中風、糖尿病及多種癌症引起的早逝也與吸菸直接相關。

尼古丁也不利於睡眠，它的影響與咖啡因相似，會加快腦電波運動、呼吸和心跳頻率，增加皮質醇。吸完一支菸後，這些刺激作用會持續幾小時，讓人更難入睡，更難睡安穩。

尼古丁引起的戒斷效應也會影響吸菸者的睡眠，讓人睡得更淺，醒來的次數更多。吸菸也會刺激上呼吸道，加劇打鼾的症狀，降低睡眠品質。因此，吸菸的人比不吸菸的人睡得更差，失眠也成為吸菸者經常抱怨的一大問題。

如果你吸菸，那戒菸對你的睡眠大有益處。許多研究證明，吸菸者一戒菸，就會睡得更好。儘管會出現一些 10 天左右的戒斷症狀，如不安、煩躁、焦慮、注意力不集中、頭痛等，但一旦症狀消失，失眠就會顯著改善。

以下行為策略有助於戒菸：

· 逐漸減少吸菸量；

· 選擇戒菸日期；

·找出自己吸菸的原因（如壓力、飲食、駕車、咖啡因、酒精），採用另一種健康的行為方式，比如本書第三章中的放鬆技巧；

· 避開誘發你吸菸的人或情形；

· 在心裡強調吸菸的害處和戒菸的好處；

· 爭取周圍人的支持，向家人和朋友尋求增援。

如果你戒不掉菸，就儘量不要在睡前或晚上吸菸，這可以降低尼古丁的興奮劑效應和戒斷效應，你會睡得更好。

睡前飲酒會引起失眠

醫生以前常常會建議失眠患者睡前喝杯酒助眠，許多人至今仍然認為酒精是失眠的解決之道。雖然對於一些人來說，酒精確實可以令人放鬆，讓人更容易入睡，但對於其他人來說，酒精會產生刺激作用，讓人更難以入睡。

即使酒精會讓入睡變得更容易，但會抑制深度睡眠，讓人睡得更淺、更不安穩。酒精也會抑制有夢睡眠，引起「反效果」，讓人在後半夜因連連的惡夢頻頻驚醒。

此外，酒精會影響睡眠，因為人在睡覺時，酒精會在身體裡進行代謝，引起輕微的戒斷症狀，導致睡眠中斷、縮短、不連續。這些干擾會讓人睡得更淺、醒得更頻繁，尤其是在清晨時分。酒精也會加劇打鼾和睡眠呼吸暫停症候群，因為酒精會舒張喉嚨的肌肉。記住一點，如果你既喝酒又吃安眠藥，那就是沒拿生命當回事兒。

代謝 30 毫升的酒精大約需要 1.5 小時，而輕微的戒斷反應又會再持續 2 至 4 小時，這證明晚餐時小酌一杯可能不會影響睡眠。然而，睡前 2 小時內喝 30 毫升的酒或用餐後飲酒超過 30 毫升都可能會影響睡眠。因此，如果你晚上要飲酒，最多在睡前 2 小時喝一杯，這可以將飲酒對睡眠的干擾降到最低。如果你晚上飲酒往往不止一杯，那逐漸減到一杯後，你的睡眠會有所改善。

酒精助眠的做法也會讓你更容易養成晚上飲酒的習慣，漸漸酒精上癮。實際上，10% 酗酒的人都是失眠患者，他們一開始是靠酒精助眠，之後就染上了酒癮。

酗酒會嚴重干擾睡眠。酗酒的人往往有嚴重的睡眠問題，如深睡減少、淺睡增多、半夜頻繁醒來，這與老年人的情況類似。酗酒者戒酒後，這些睡眠問題還會持續幾個月，甚至幾年，這證明長期酗酒可能會對大腦的睡眠系統造成不可逆的永久損害。

如果你認為自己有酒癮，就應該到醫生那裡就診，尋求專業幫助。

食物與睡眠的關係

雖然很少有人研究食物對睡眠的影響，但很顯然，某些食物可以促進睡眠，某些食物則阻礙睡眠。舉例來說，複合碳水化合物含量高的食物，如麵包、餅乾會增加血清素（大腦中促進睡眠的神經遞質），能輕微地改善睡眠。相反，蛋白質含量高的食物（如肉類）則會阻礙血清素合成，讓人更清醒，抑制睡眠。有研究證明，人在吃了一頓蛋白質含量高的午餐後會精神奕奕，吃了碳水化合物含量高的午餐後會昏昏欲睡。

如果你想入睡更容易，就在睡前一兩個小時吃點高碳水化合物的點心，避免吃高蛋白質食物。如果你想減少夜間醒來的頻率，吃了含碳水化合物的點心後就立馬睡覺，這會增加夜間血清素的含量，幫助你睡得更安穩。即使睡前吃的點心碳水化合物含量較低，也可以確保你半夜不會餓醒，同時也要注意蛀牙的問題，睡前吃完食物後記得刷牙。

以下種類的食物會干擾睡眠，睡前應該儘量避免：

· 高糖分和高精製碳水化合物的食物會增高血糖，造成能量爆發，干擾睡眠；

· 可能會讓人放屁、胃痛、消化不良的食物，脂肪含量高或辛辣的食物，蒜味濃的食物，大豆、黃瓜、花生等；

· 對某些人來說，吃了夜宵更容易造成消化不良，所以要儘量避免睡前吃大餐。此外，晚上 8 點後，也要少喝水，減少起夜的可能性。

有研究證明，某些維生素和礦物質的缺乏也同樣會影響睡眠。例如，研究發現，缺少 B 族維生素和葉酸會影響睡眠，而從飲食中攝取更多的 B 族維生素則會改善睡眠。鈣與鎂這兩種礦物質對大腦有鎮靜作用，要想睡眠正常就必須要攝入一定量的鈣與鎂。如果你認為自己的飲食中缺乏這些物質，或許就應該請醫生幫你改善一下飲食或增加一些營養補充品。

那麼「睡前一杯熱牛奶改善睡眠」的說法又是否可信呢？雖然這種說法還沒有在科學上得到驗證，但牛奶中的鈣可能會有輕度的助眠功效。此外，牛奶中含有蛋白質，胃對蛋白的排空時間為 2 至 3 小時，這增加了胃腸道的負擔及起夜的次數，也可能會抵消助眠的作用。建議牛奶在睡前 2 小時飲用。

藍光與睡眠

睡覺前，不要玩手機、平板電腦，它們發出的藍光會使大腦更興奮，而且容易早醒。跟其他的波長相比，藍光影響褪黑激素的釋放更嚴重，也就意味著有更長的睡眠潛伏期，同時會減少你的深度睡眠，即使睡眠時間足夠，睡眠品質也會大打折扣。所以，對於睡眠不佳的人士，在睡前兩小時要減少電子設備的使用。

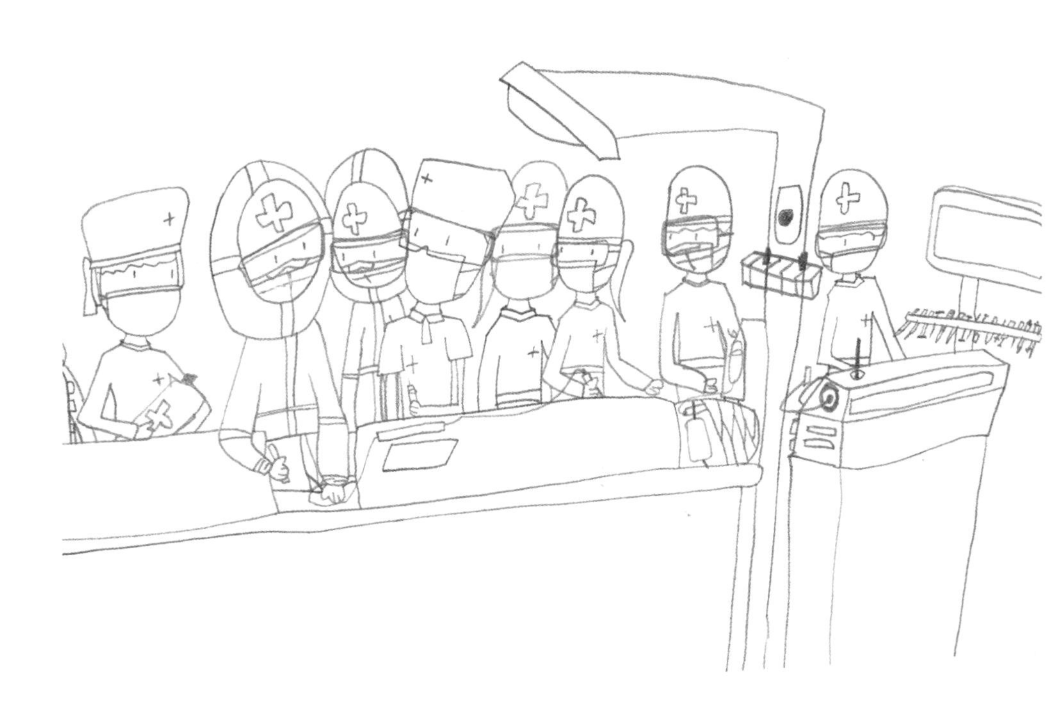

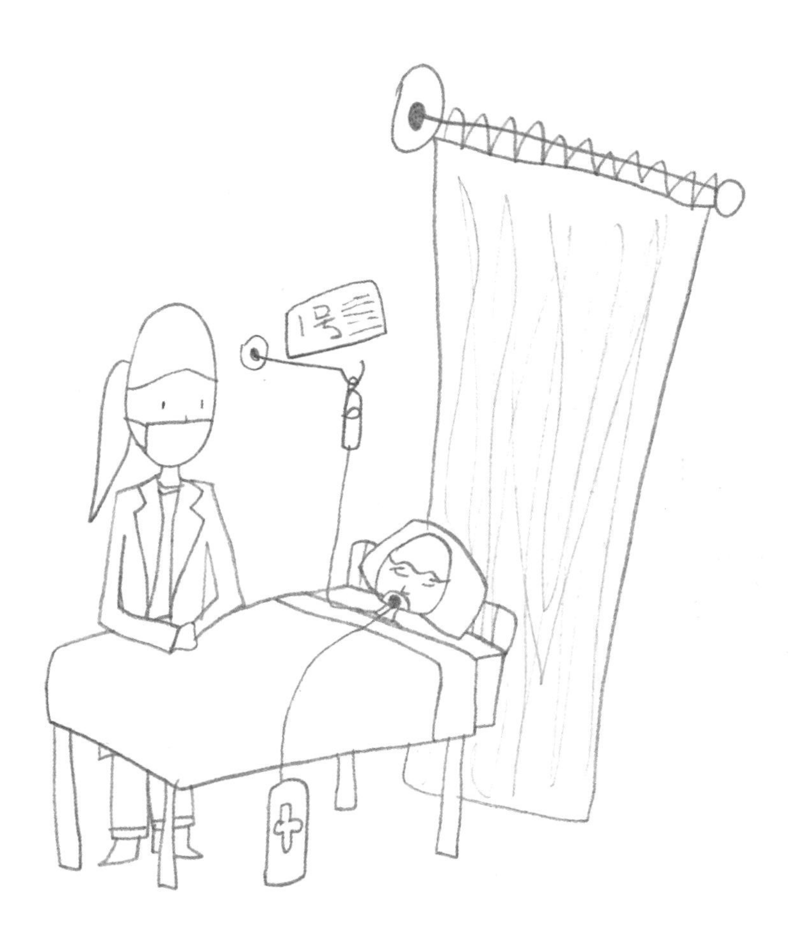
1号

麻醉
治療失眠
Treating insomnid with anesthesia

Chapter 6

失眠是一種常見的睡眠障礙，給人們的身心健康帶來了很大的負擔。傳統的西醫治療方法，包括藥物治療和認知行為療法。而中醫治療失眠，則著重於整體調理，以及透過中藥、針灸等手段來調節身體的陰陽平衡。

中醫將失眠歸類為「不寐」、「寤寐多夢」等症狀，認為失眠主要與心脾肝腎等臟腑功能失調有關。中醫強調整體的平衡，注重調理氣血、陰陽、臟腑等方面的關係，將身體出現的所有問題，作為一個相互影響、相互制約的關係來看待。而西醫認為，失眠是由神經紊亂、化學物質不平衡、環境因素等引起。西醫主要透過藥物治療和認知行為療法來解決睡眠問題，如使用鎮靜藥物、催眠藥物等。近年來，中西醫結合治療失眠的方法，越來越受到人們的關注和認可。

中藥對失眠的治療具有獨特的優勢，主要側重於調理臟腑功能，常用的中藥包括迷迭香、玄參、柴胡等。這些中藥有助於平衡陰陽，調理氣血，緩解神經緊張，改善睡眠品質。

針灸，作為中醫療法的重要組成部分，對失眠的治療有良好的效果。常用的針灸穴位包括內關穴、心俞穴、足三里等，透過刺激特定穴位，促進身體的能量循環，調整臟腑功能，達到治療失眠的目的。

中西醫結合治療失眠中，藥物也發揮了重要的作用，根據個體情況選擇合適的藥物，如安眠藥、抗焦慮藥等，但需注意避免濫用和依賴。藥物治療可在短期內緩解睡眠問題，但長期效果有限。

認知行為療法是西醫常用的治療方法之一，透過改變個體的睡眠認知和行為習慣，恢復健康的睡眠模式。常用的認知行為療法包括睡前材料的管理、睡眠規律的調整以及心理疏導等。

中西醫結合治療失眠已經在臨床實踐中取得了一定的成果。研究證明，中藥、針灸和認知行為療法等，在治療失眠方面的效率較高，並且可以改善個體的整體健康狀況。中醫強調整體平衡，而西醫則著重於病因病機的準確診斷與治療。中西醫結合治療的方法互補，能夠綜合考慮多個因素，提高治療的效果和成功率。

中西醫結合治療失眠，對於改善睡眠品質、恢復身心健康具有積極的作用。中醫和西醫都有自己的理論基礎和獨特的治療手段，透過結合運用不僅可以提高治療效果，還可以避免單一治療方法的局限性。然而，在實際應用過程中，還需要進一步的研究和探索，以確定最佳的治療方案，並注意個體差異和患者安全。

近年來，一種新的治療方式——麻醉治療失眠備受關注。麻醉治療透過調節神經系統功能，幫助患者獲得充分的休息和恢復，以期緩解失眠症狀。這是因為，失眠的產生與神經系統的紊亂和化學物質的不平衡有關。麻醉藥物作為調節神經系統的一種方法，可以降低神經活躍性，改變大腦對外界刺激的敏感性，幫助患者進入更深層的睡眠狀態。麻醉藥物在選擇和使用上需謹慎，避免產生各種不良反應和依賴。

麻醉治療失眠的常用方法

1. 靜脈全身麻醉：

靜脈全身麻醉是一種快速誘導和持續控制腦部活性的方法，透過給予患者適量的麻醉藥物，使其進入深度睡眠並保持一段時間。這種方法在一些特殊情況下，如嚴重失眠和對其他治療方法無效時，可以考慮使用。

2. 局部麻醉：

局部麻醉透過麻醉藥物的局部應用，產生相對局部感覺喪失或舒適的效果，從而幫助患者達到放鬆和入睡。例如，在頭部局部麻醉下進行頭部按摩，能夠促進血液循環，緩解壓力和不適，改善睡眠品質。

3. 長效麻醉：

長效麻醉是利用麻醉藥物的持續效應，透過調整藥物劑量和給藥方式，使患者保持較長時間的麻醉狀態。這種方法需要嚴密監測和調整，以確保患者的安全和舒適。

麻醉治療失眠在臨床實踐中取得了一定的成果。一些研究證明，使用麻醉藥物可以快速有效地緩解失眠症狀，幫助患者獲得舒適的休息。然而，麻醉治療失眠仍存在一些風險和副作用，包括呼吸抑制、依賴和藥物濫用等。因此，在使用麻醉治療失眠時需要謹慎，並應在臨床監護下進行。

後記

每天從全國各地來求醫的患者不計其數，其中大多數的患者都是當地診斷不明或治療效果不佳而滿懷希望來上海的，心理預期非常高，迫切需要解決問題。筆者深知單純的規範化治療，指南和專家共識式的治療方法和模式存在一定的局限性，於是在 10 多年前，帶著諸多困惑和好奇，邁入了麻醉治療學的大門。

無任何官職的我反倒能集中精力專注於臨床實踐，並延伸聚焦於一些容易被臨床忽視的病症或棘手難題，比如失眠、憂鬱、軀體化症狀等等。因此，筆者常被人說是大醫院裡「不學無術」、醉心臨床工作的「散仙」，是「特立獨行」、狂熱的麻醉治療愛好者。

一人之力不眠不休，能幫助到的患者也是有限的。於是筆者在 2018 年創立了以麻醉醫生為主的睡眠中心，志同道合的同仁緊密合作，共同為患者提供臨床診療和服務。後來，筆者意識到很多醫療同行同樣需要學習麻醉治療的理論和方法，在不少患者和同行的鼓勵和督促下，決定盡己之能，總結膚淺所得，以求教於方家。

對於失眠治療，筆者的理念是減停安眠類藥物，透過綜合療法來恢復患者的自然睡眠。如果吃多種藥物，出現戒藥反應，我們也會短期使用普安（一種麻醉鎮靜藥物）治療戒斷症狀。因為長期服用安眠藥會產生依賴性、成癮性，第二天會有昏沉感、無欲感和疲乏感，影響正常生活，最嚴重的是長期服用安眠藥物會影響性功能。

在本人的專家門診，約有 60% 患者為了減停安眠藥物從全國各地而來，有一位患者服用史蒂諾斯 2 年，近半年出現嚴重記憶力減退，自認為非常影響工作，和我在溝通後，第二天從香港飛過來住院治療，經過我們解釋以提升睡眠認知、浮針、星狀神經節阻滯、重複經顱磁刺激進行治療，到了第四天患者可以完全擺脫史蒂諾斯，第七天不用安眠藥可以睡 5 小時，第 8 天出院，回家堅持 8 週後，現在已經徹底康復。作為臨床醫生的價值感就體現在這裡吧。

有患者長期服用克癇平錠這種安眠藥物，早上起床上廁所，把肋骨摔斷三根。因為克癇平錠類藥物有中樞性肌鬆作用，對於高齡、慢阻肺、睡眠呼吸暫停症候群、重症肌無力等基礎疾病的患者有其他的風險。在精神科，如果 Z 類藥物解決不了失眠問題，醫生會加用克癇平錠類藥物，再不能解決，會加上各種抗焦慮、憂鬱的「五朵金花」，部分患者甚至加上精神類藥物，比如普安、奧美得。

筆者每次門診都會給病人把脈，透過脈診，給患者開不同的泡腳藥物。中醫認為，情志所傷、飲食失節、勞逸失調、久病體虛等諸多因素導致臟腑功能紊亂，繼而氣血失和、陰陽失調，最終導致陰虛不能納陽，或陽虛不得入陰造成失眠。其主要病位在心，與肝腎脾密切相關。採用中西醫結合治療失眠症，一方面可以降低西藥的不良反應，另一方面能治療與失眠相關的其他症狀。

腳步太快，靈魂跟不上，是失眠的終極原因。除了少部分器質性疾病導致，無論中藥還是西藥，其實都是「心」的問題。從西醫觀點看，失眠多因焦慮、憂鬱、強迫等心理問題，而中醫則認為，是心神失養的問題。

在本書中，我們也講到失眠的認知行為療法。引導病人進行正念冥想，把重點放在提升自我認知，讓他們活在當下，活出尊嚴。人生本就是一場自我完善的修行，苦難與挫折都是磨練，所有的經歷，無論對錯悲喜，都是為了遇見更加完美的自己。

最後，希望廣大讀者對本書提出寶貴意見，祝大家一夜好眠。

國家圖書館出版品預行編目(CIP)資料

失眠研究室：找出根本原因，重拾睡眠本能/李啓芳著. -- 初版. -- 新北市：笛藤出版, 2025.01

面； 公分

ISBN 978-957-710-950-7(平裝)

1.CST: 睡眠 2.CST: 失眠症 3.CST: 睡眠障礙症 4.CST: 健康法

411.77 113017808

失眠研究室

找出根本原因，重拾睡眠本能

2025年1月24日 初版第1刷 定價300元

著者	李啓芳
總編輯	洪季楨
封面設計	王舒玗
編輯企劃	笛藤出版
發行所	八方出版股份有限公司
發行人	林建仲
地址	新北市新店區寶橋路235巷6弄6號4樓
電話	(02) 2777-3682
傳真	(02) 2777-3672
總經銷	聯合發行股份有限公司
地址	新北市新店區寶橋路235巷6弄6號2樓
電話	(02) 2917-8022 · (02) 2917-8042
製版廠	造極彩色印刷製版股份有限公司
地址	新北市中和區中山路二段380巷7號1樓
電話	(02) 2240-0333 · (02) 2248-3904
印刷廠	皇甫彩藝印刷股份有限公司
地址	新北市中和區中正路988巷10號
電話	(02) 3234-5871
郵撥帳戶	八方出版股份有限公司
郵撥帳號	19809050